U0030420

—原水文化—
您的健康，原水把關

和信治癌中心醫院
大腸直腸癌治療團隊＿合著 ／ 腫瘤內科部資深主治醫師 黃國埕＿總策劃

全彩圖解 大腸直腸癌 診治照護全書

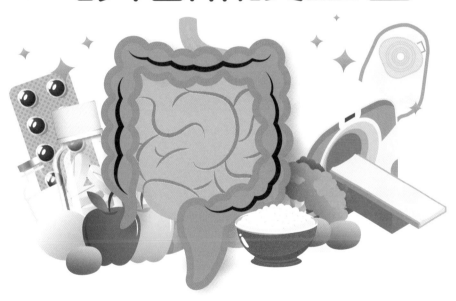

PART ① 建立正確知識・聰明面對治療

原因與症狀

診斷治療

術前準備

手術期間

傷口護理

腸造口護理

傷口貼上
美容膠

雙筒造口

PART 2 認識消化系統與大腸直腸相關疾病

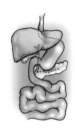

PART 3 認識大腸直腸癌

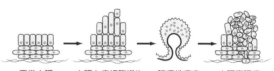

正常大腸　　大腸上皮細胞增生　　腺瘤性瘜肉　　大腸直腸癌

PART 4 大腸直腸癌的診斷與檢查

電腦斷
層攝影

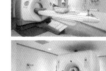

核磁共
振攝影

正子掃描

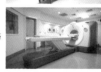

PART ⑤ 大腸直腸癌的分期與治療

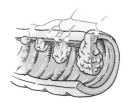

隨著疾病的進展，腫瘤侵犯深度會越來越深。

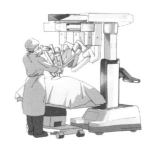

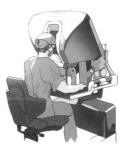

以達文西系統進行微創手術時，外科醫師坐在主控台操作機械手臂進行手術。

PART 6 大腸直腸癌的飲食指導

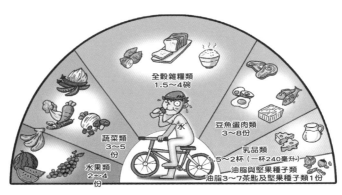

PART 腸造口（人工肛門）的照護

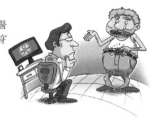

手術前告知醫師自己平常穿著的習慣

 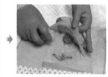

 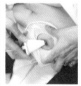

從事運動時建議繫上束腹帶以固定造口袋。

裝置腸造口（人工肛門）的生活指導

編按：裝置腸造口（人工肛門）除了排泄方法和以往有所不同，在日常生活上並沒有特別的限制，但為了讓讀者更適應且自在，因此，我們特別整理有關人工肛門可能會面臨的問題並提出相關的實用資訊，幫助讀者早日回歸到正常的生活狀態。

【作者群簡介】 （依姓氏筆畫排序）

姓名	現任	學經歷
王宗德	• 和信治癌中心醫院婦科資深主治醫師	• 國立陽明交通大學醫學系 • 宜蘭員山榮民醫院婦產科主治醫師 • 臺北榮民總醫院婦產部住院醫師／總醫師
方麗華	• 和信治癌中心醫院藥劑科副組長	• 成功大學臨床藥學研究所 • 美國舊金山太平洋醫學中心加護病房臨床藥師訓練
朱俊合	• 和信治癌中心醫院大腸直腸外科資深主治醫師	• 高雄醫學大學醫學系 • 臺北市立萬芳醫院一般外科主治醫師 • 臺北榮民總醫院外科住院醫師／總醫師／臨床研究員／主治醫師
李幸紋	• 和信治癌中心醫院護理部護理師	• 臺北護理健康大學護理系 • WCET國際傷口造口及失禁護理師認證 • ICW國際傷口師認證
林帛賢	• 和信治癌中心醫院身心科資深主治醫師	• 臺大醫院雲林分院精神部住院醫師 • 臺大醫院精神部心身醫學科研修醫師
林湘怡	• 和信治癌中心醫院放射診斷科資深主治醫師	• 臺北醫學院醫學系 • 和信治癌中心醫院放射診斷科住院醫師
施志勳	• 和信治癌中心醫院胸腔外科主治醫師 • 教育部部定講師	• 國立陽明交通大學醫學系 • 中國醫藥大學臨床醫學研究所 • 銘傳大學法律學系研究所 • 中國醫藥大學附設醫院胸腔外科主治醫師 • 臺北榮民總醫院胸腔外科主治醫師 • 國立陽明交通大學醫學系外科兼任講師
陳建志	• 和信治癌中心醫院外科部副主任 • 和信治癌中心醫院大腸直腸外科碩學主治醫師 • 教育部部定講師	• 國立陽明交通大學醫學系 • 和信治癌中心醫院外科部住院醫師／總醫師 • 臺北榮民總醫院外科部住院醫師／總醫師 • 美國康乃爾大學Weill-Cornell Presbyterian Hospital進修 • 國立陽明交通大學醫學系外科兼任講師
黃一平	• 和信治癌中心醫院大腸直腸外科資深主治醫師	• 國立陽明交通大學醫學系 • 振興醫院大腸直腸外科主治醫師 • 臺北榮民總醫院大腸直腸外科住院總醫師 • 國立陽明交通大學醫學系外科臨床講師
黃玉儀	• 和信治癌中心醫院核子醫學科主任 • 和信治癌中心醫院核子醫學科資深主治醫師	• 國立陽明交通大學醫學系 • 國立政治大學EMBA碩士 • 和信治癌中心醫院核子醫學科住院醫師

姓名	現任	學經歷
黃國埕	• 和信治癌中心醫院腫瘤內科部資深主治醫師	• 國立陽明交通大學醫學系 • 和信治癌中心醫院血液與腫瘤內科住院醫師
張芸貞	• 和信治癌中心醫院護理部個案照護管理組個案管理師	• 慈濟護理專科學校 • 臺北醫學院附設院護理師
張琭雅	• 和信治癌中心醫院護理部個案照護管理組個案管理師	• 國立臺北護理學院護理系
詹文華	• 和信治癌中心醫院營養部副組長	• 中興大學食品科學系學士 • 和信治癌中心醫院營養部營養師 • 新光醫院營養課營養師 • 中華醫院營養組營養師
劉宜欣	• 和信治癌中心醫院病理檢驗部資深主治醫師	• 臺北醫學大學醫學系 • 臺北榮民總醫院呼吸治療科住院醫師 • 和信治癌中心醫院病理檢驗部住院醫師 • 和信治癌中心醫院病理檢驗部主治醫師
蔡紫蓉	• 和信治癌中心醫院一般外科資深主治醫師 • 教育部部定講師	• 臺北醫學大學醫學系 • 臺北榮民總醫院外科部主治醫師/總醫師/住院醫師 • 法國巴黎L'Institut Mutualiste Montsouris進修 • 美國費城Fox Chase Cancer Center進修 • 陽明醫學院外科臨床講師 • 國防醫學院外科臨床講師
鍾邑林	• 和信治癌中心醫院放射腫瘤科副主任 • 和信治癌中心醫院放射腫瘤科資深主治醫師	• 國立陽明交通大學醫學系 • 美國密西根大學遺傳學碩士 • 美國密西根大學分子醫學科博士生及助理研究員 • 臺北榮民總醫院外科及癌病中心住院醫師
顧文輝	• 前和信治癌中心醫院病理檢驗部主治醫師 • 臺灣病理學會會員 • 臺灣臨床病理檢驗醫學會會員 • 臺灣分子醫學會會員	• 國立臺灣大學醫學系 • 國立臺灣大學附設院內科部住院醫師 • 和信治癌中心醫院病理檢驗部住院醫師 • 和信治癌中心醫院病理檢驗部主治醫師
盧怜君	• 前和信治癌中心醫院專科護理師	• 長庚醫學暨工程學院（長庚大學前身）護理系畢業 • 臺北護理健康大學護理研究所碩士生 • 長庚醫院林口院區一般外科病房護理師

文／楊純豪

縮短醫病專業差距，
提高醫療品質

讀完《全彩圖解 大腸直腸癌診治照護全書》，看到和信治癌中心醫院對於病人的真心。

受益於醫療科技快速進步，整體醫療有令人讚嘆的發展，尤其是癌症治療。關於大腸直腸癌，在診斷、手術、藥物及放射線治療，不論單方面與互相整合，屢屢翻轉了原來作法，改善了治療病人的結果。

然而，現代醫療的選項與順序亦趨於複雜。壓力沉重的病人方，面對醫療供給方提供的解釋可能會感到困惑無助。和信醫院大腸直腸治療團隊從病人的角度，將複雜的專業知識，以平順科普的字語導引病人了解這疾病。鼓勵共享決策的與醫療提供者討論，期盼達到最佳治療結果。本書也全面系統性，幾乎涵蓋跨領域各科專家的相關議題，盡量貼心的注意細節，對於就醫歷程中各個階段所面臨問題詳加解釋。甚至觸及家屬心理適應建議、造口護理，及安寧緩和醫療介紹等。我相信這是團隊數十年來專注照護病人所累積經驗而又不偏離醫療核心價值的成果。

黃達夫院長從 1989 年回國後引進全新癌症醫院的概念模式，建立和信醫院，每每帶領國內癌症治療的提昇，加上黃院長對於醫學倫理教育及醫療品質有著深厚學養及堅持，讓和信有著和其它不同的醫院文化。該院的大腸直腸癌治療團隊整體表現傑出，專業上常在國內外醫學會議上發表呈現優良結果；另一方面在國內社會中，有著頗高的正直可信度。

　　這本新書抱持著希望讓各方了解此疾病的初心，降低醫療糾紛發生機會，減少醫病雙方醫療專業知識差距，促進醫病溝通，相信最終能達到夠提高醫療品質的目的。感謝和信醫院大腸直腸癌團隊用心的寫了這本書。

推薦者簡介——楊純豪 教授

- 國立陽明交通大學附設醫院院長
- 前中華民國大腸直腸外科醫學會理事長
- 臺北榮民總醫院大腸直腸外科兼任主治醫師

知識就是力量

資訊不等於知識，尤其在資訊大爆炸、假新聞充斥的今天，如何維護自己的健康，如何察覺健康的警訊，進而當身體出了狀況時，如何明智地為自己做出最好的醫療抉擇，是人人都需具備的知識！

而且，根據研究，因為病醫之間專業知識的不對等，醫療很容易製造需求，所以在已開發國家，約有 20 至 30% 的過度醫療及無效醫療。換言之，在論量計酬又沒有品質監測的給付制度下，往往醫師說的、做的，對病人而言，不一定是有助益的。

自 1981 年起，連續 43 年，癌症是臺灣死因之首位，約占全部死亡原因的 25%；而大腸直腸癌則位居十大癌症死因的第三位。

和信治癌中心醫院是臺灣第一所癌症專科醫院，至今已經有 34 年的歷史。從創院之始，敝院即主張提供給癌症病人，全人全家全方位，身心靈的多科整合團隊醫療，並且，強調以實證醫療為指引，為病人爭取最高的治癒機會。

30 多年來，敝院不同癌症的醫療團隊皆恪守最新的癌症診治準

則，用心守護病人。因此，和信醫院癌症病人的平均五年存活率，從最初的 55% 持續提升到最近的 76%，一直都高於國內醫學中心的平均約 20%。這是非常值得引以為傲的成績。

不久前，衛福部委託臺大公衛學院所做的全國所有醫院住院病人的滿意度調查，敝院居全國之冠。

今天，我很榮幸能夠為敝院大腸直腸癌團隊成員共同編輯的《全彩圖解 大腸直腸癌診治照護全書》寫推薦序。因為，有了 30 多年照顧病人的經驗，他們知道如何用病人容易了解的文字，傳達正確的醫療知識，去幫助國人預防大腸直腸癌的發生。當不幸罹患大腸直腸癌時，也能夠為自己做出明智的抉擇，去獲得最高的治癒機會！

推薦者簡介──黃達夫 院長

- 現任和信治癌中心醫院院長、美國杜克大學醫學中心內科教授，黃達夫醫學教育促進基金會董事長。
- 曾任臺灣醫學院評鑑委員會主任委員。
- 歷年來發表有關癌症、血液學、免疫學及分子生物學等各方面之論文及研究報告等共計百餘篇。

文／黃國埕

腸癌就醫歷程上，
有我們一路陪伴

2011 年，和信醫院大腸直腸癌團隊集結了本團隊各領域專家成員，站在病人的角度，以淺顯的文字和生動的圖片，完成了《圖解大腸直腸癌診治照護全書》一書，期待能幫助病人在就醫過程中，問題得到解答、需求獲得解決。看著病人在病榻閱讀此書，或於門診拿著此書跟我們討論病情及治療方式，團隊成員們的努力化為對病人的實質幫助，我們深深感到欣慰。

離本書初版已十幾個年頭過去，癌症治療藥物、技術及概念發展日新月異，其中包括手術及放射線治療儀器技術進步、精準醫療概念發展、標靶免疫藥物治療快速進展、團隊合作醫療照護模式成熟等，病人的治療成效有長遠的進步。但在漫長的癌症就醫過程當中，從症狀到診斷到治療到追蹤，癌症本身及其治療的不確定性對病人及家人的身心帶來漫長的壓力。面對海量的醫療資訊及節節上升的醫療費用支出，病人及家人往往無所適從，也更難做出適合自己的醫療決定。

我們認為，癌症治療提供者除了追求最大的治療效果及減少不必要的副作用外，回應病人及家人心理上的需求，亦是我們責無旁貸的課題。隨著教育普及、網路資訊流通發達、病人自主意識成長等時代潮流的演進，病人及家人不再只是被動的遵從醫囑，主動參與醫療決策的意願也漸增，過去醫院及醫師提供的點對點醫療服務已不再能滿足病人端的醫療需求。我們相信，如果能提供一個簡單又可靠的指引，在病人的連續性照護上，必能發揮極大功能。

2023 年下半年，原水文化與我們團隊接洽，希望能對此書進行改

版，提供病人最新的治療概念做參考，這和我們的想法不謀而合。經過團隊成員們的努力，我們將大腸直腸癌診斷及治療近十多年來新的進展，寫進此次增修的版本，除了將原來的內容進行修改外，也增加了新的章節，其增修幅度之大，已脫胎換骨如同一本全新的書。文字內容及編排方式則延續以往簡潔的風格，希望讓病人及讀者們只要一書在手，心中大多數疑問及困擾就能獲得解決。

在這次新出版的書中，我們在第四章診斷與檢查新增了腫瘤基因檢測、液態切片等章節；於第五章分期與治療，除了新增精準醫療一節外，更增加了治療個論及多專科團隊合作醫療等兩大主題，內容細分各種不同治療方式的介紹，和不同階段、不同病情之下，團隊合作醫療的概念及具體呈現。內容由本團隊資深專家撰寫，將過去十幾年來的進展濃縮提煉成簡單易懂的概念，讓讀者得以迅速吸收。病人在被告知罹癌當下或進入追蹤階段時心情該如何調適，我們也邀請身心科專家給出貼切的建議。第六章大腸直腸癌的飲食指導和第七章腸造口的照護，一直都是在治療及追蹤階段病人最在意也最需要幫助的主題，本次也大幅更新，以期更符合讀者們的需求。

值得一提的是，我們嘗試以「病人就醫歷程」的概念，展開腸癌病人就醫歷程地圖，將一路上會遇到的問題及困難分階段、具象呈現，在每個點提供病人及家人最適合的知識及指引；也提供一個架構，讓病人可清楚了解所處的階段，做為醫療資訊蒐集的參考點，清楚在各個階段點會遇到的疑問及困難，和醫師對談時也能針對重點討論，做出該階段最適合自己的醫療決策。

您可能從不同的地方踏上這趟旅程。您可以從第一章我們整理出三十個一路上常遇到的問題，快速瀏覽過我們提供的解答；您可以挑選您有興趣的章節，逐一深入閱讀；您也可以參閱第 20 及 21 頁的大腸直腸癌病人就醫歷程地圖，針對您所在的階段，藉由標題顏色的導引，直接翻閱相關的章節，獲得更完整的資訊。我們更鼓勵您翻閱我們提供三位抗癌成功病人的故事，從中獲得啟發及力量。

於新書即將出版之際，我要感謝所有參與本書內容撰寫的團隊同事

們，在新冠疫情解封之後，臨床工作更加繁忙，但為了病人的需要，大家還是二話不說，在短短的時間之內，完成新書的文稿。也要感謝原水文化的夥伴們，將團隊成員們的心血結晶，編排成賞心悅目、易看易讀的版本。還要謝謝團隊負責人陳建志醫師的大力支持和郁淳的居中協調。這又是一次和信醫院大腸直腸癌團隊合作精神的展現。最後感謝黃達夫院長及醫界的前輩們不吝提供意見，更在忙碌之餘，為本書撰推薦序，是我們莫大的榮幸。

　　這本書是我們團隊照護的延伸，

　　也是所有在路程上努力不懈的您們，最溫暖、最值得信賴的後盾。

　　就醫過程，您不孤單，有我們一路相伴。

總策劃簡介─黃國埕 醫師

• 現任和信治癌中心醫院腫瘤內科部資深主治醫師
• 醫學專長：內科學、腫瘤內科

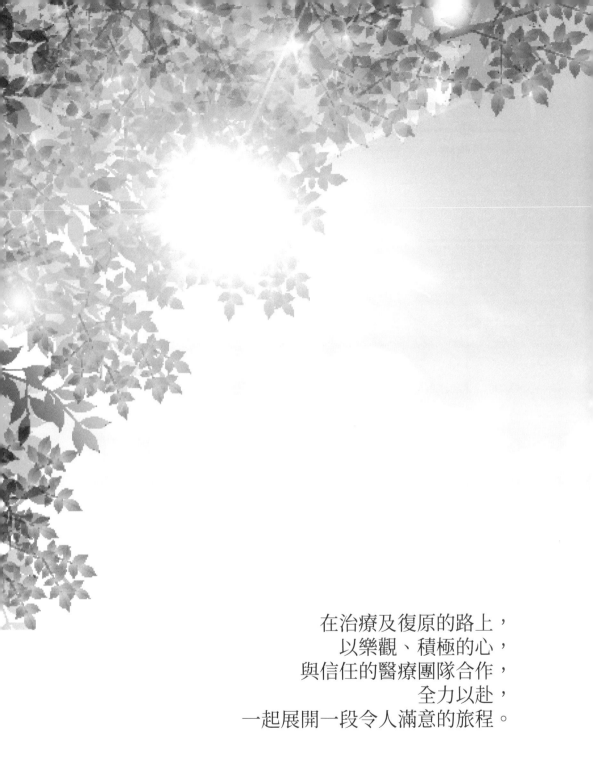

在治療及復原的路上，
以樂觀、積極的心，
與信任的醫療團隊合作，
全力以赴，
一起展開一段令人滿意的旅程。

大腸直腸癌病人就醫歷程

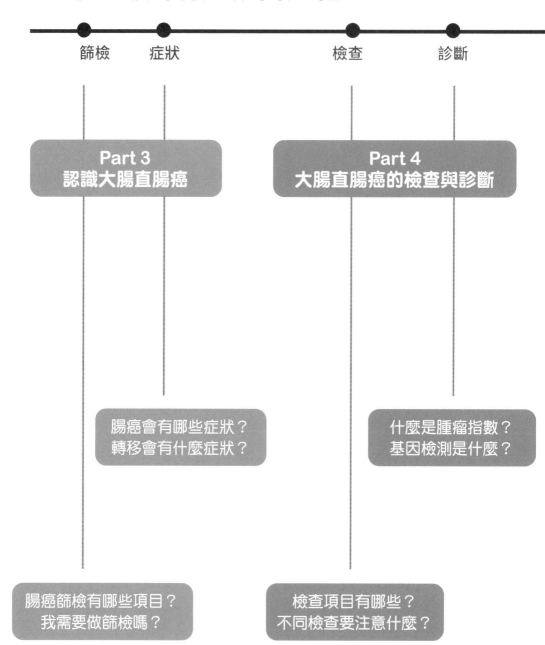

篩檢　　症狀　　　　　　檢查　　　診斷

Part 3
認識大腸直腸癌

Part 4
大腸直腸癌的檢查與診斷

腸癌會有哪些症狀？
轉移會有什麼症狀？

什麼是腫瘤指數？
基因檢測是什麼？

腸癌篩檢有哪些項目？
我需要做篩檢嗎？

檢查項目有哪些？
不同檢查要注意什麼？

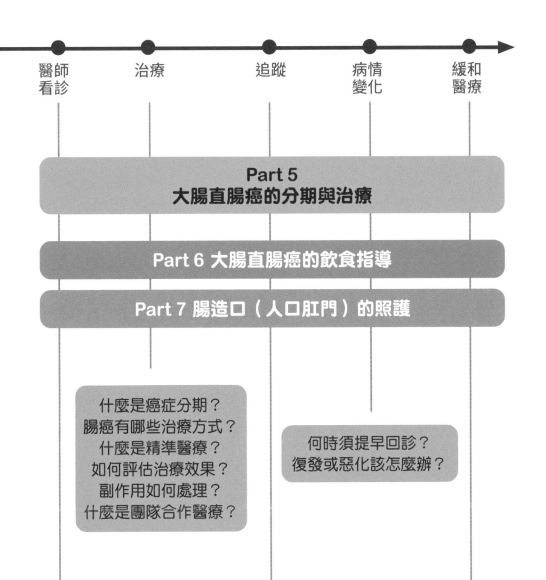

醫師
看診   治療   追蹤   病情   緩和
                        變化   醫療

**Part 5
大腸直腸癌的分期與治療**

Part 6 大腸直腸癌的飲食指導

Part 7 腸造口（人工肛門）的照護

什麼是癌症分期？
腸癌有哪些治療方式？
什麼是精準醫療？
如何評估治療效果？
副作用如何處理？
什麼是團隊合作醫療？

何時須提早回診？
復發或惡化該怎麼辦？

我該問什麼問題？
我該做什麼功課？

追蹤期間要注意什麼？

什麼是安寧緩和醫療？
何時需要考慮尋求協助？

個案故事 1

文／潘玉女（本書責任編輯）

健康，是美好人生的基礎

在公司兩年一次的員工健康檢查時，發現有糞便潛血，但因為沒有任何不適，再加上健檢時做的癌症指數數值正常，所以筱卿對於潛血的結果絲毫不在意。「大概是內痔吧？女生這種情況很多的。」筱卿一直這麼認為。

> **病友小檔案**
>
> 個案化名：陳筱卿
> 出生年份：1969年
> 診斷結果：大腸癌第一期
> 治療方式：達文西手術
> 目前狀況：術後狀況良好，定期追蹤中

2023 年 2 月，妹妹接到衛生所人員來電通知，有健檢的巡迴車輛駐點服務，邀請她去參加，妹妹除了自己報了名，也把筱卿一起拉去。這次的結果出來，糞便還是檢查出潛血，妹妹心裡不安了，慫恿筱卿去醫院做進一步的檢查。

在一家公立醫院掛了號，但門診太滿，只能排到 3 月中看診，醫師為筱卿安排大腸鏡檢查，則等到 5 月了。大腸鏡檢查時發現腫瘤，並做了切片，化驗結果顯示為惡性。筱卿這下才開始感到忐忑，心想自己明明生活規律、飲食正常、無不良嗜好，怎麼會跟大腸癌扯上關係？

另一件令她感到不安的事，是回診觀看檢查的影片時，得知發現腫瘤處的那段影片竟然消失了，疑似是機器故障。醫師問她，能不能月底再去做一次腸鏡，順便做手術前的定位。由於筱卿長期以來都在該醫院看診，有一定的信賴感，所以她答應再做一次腸鏡，後續也會在那裡手術。醫師也表示，手術前還要再做一次電腦斷層掃描（CT Scan），但因為疫情過後各種檢查量爆增，所以要等到 6 月中過後才能做 CT。

然而筱卿回到家後，不安感卻不斷襲來，覺得「機器故障」這件事發生得太詭異，於是萌生換醫院的念頭。在多方收集資料後，鎖定兩家醫院，一家是大型教學醫院，一家是和信。筱卿的父親 10 年前曾因大腸癌在該教學醫院治療，獲得良好成效，但考慮到門診病人太多很難掛到號，筱卿又想要快一點解決問題，於是就在先生朋友的建議下，選擇了和信。「朋友的母親是在和信治療大腸癌的，對治療結果感到很滿意，他向我推薦了陳建志醫師。」筱卿的先生立刻上網查詢陳醫師的看診時段，並掛了號。同時向前一家醫院申請相關的影像及切片報告，在短短幾天內就前往和信看診。

果斷選擇治療方式

　　第一次看陳建志醫師的診，陳醫師相當有耐心且詳細地向筱卿說明病情及後續的處理建議，並很快的安排了所有必要的檢查。「陳醫師讓我覺得他是真的站在我的立場想，給我一種『我很重要』的感覺，」筱卿說。看完診，就立刻有個管師介入，協助解答相關事宜，團隊的氛圍讓筱卿有了強烈的踏實感，進而對於接下來的治療安心不少。

　　與醫師討論的結果，筱卿選擇了達文西手術。「這要追溯到 10 幾年前我在另一家醫院發現子宮肌瘤，因為長大的速度有點快，加上醫師評估我距離停經還有很長的時間，因此建議我手術切除。那時醫院新進了達文西機器手臂，優點是手術後出血少，術後不易沾黏，復原快，手術部位精準。因為幾位女性同事有傳統婦科手術的經歷，有的人沾黏得非常厲害，導致後續必須再開一次刀，我對此感到很害怕，於是在評估之後決定不用傳統手術。既然那麼多年前都用了達文西，這次的手術當然還是這麼選擇。」

　　手術順利完成，切完主要的病灶並取了 14 個淋巴結做化驗，結果 14 個淋巴結都未發現癌細胞，病理報告顯示是一期。陳醫師開心地向筱卿宣布：「妳已經痊癒了，後續只需要定期追蹤。」筱卿明白，陳醫師希望她有信心，能恢復到原本生活的軌道上，不要存有生病的陰影。

最壞的已經過去

不過在治療過程中，筱卿仍遭遇到術後的腸絞痛、排便不順、脹氣等困擾。「我從來不知道腸絞痛這麼痛苦。那個痛是連止痛藥都壓不下來的痛。其實我是個很能忍痛的人，但當時我連呼吸都痛……」筱卿說，術後待在醫院時除了疼痛，心裡更是七上八下，一直擔憂著：「自己的病是幾期？萬一比較嚴重，就還需要其他的治療，到時外觀上會有變化，生活也會受影響。父母年紀大了，該怎麼去面對這一切？……」心情壓力讓身體的疼痛更明顯，每次絞痛一發作，就只能咬牙讓那波疼痛過去。

筱卿求助於醫師，醫師向筱卿解釋道，因為手術截掉了一段腸子，產生移位，腸子也在適應新的位置，需要一點時間讓它慢慢變好。經過幾天的住院，好消息是在出院時化驗結果出來是一期，當心裡的負擔已緩解，筱卿告訴自己，「最壞的已經過去，疼痛方面可以忍耐，並想辦法解決。」

排便不順方面，醫師建議筱卿每天早上空腹喝苦茶油 15~30ml，有助潤腸、緩解便秘。筱卿照做後發現真的有效，2 個月的時間過去，一切的腸胃症狀幾乎都改善了。

另外則是傷口癒合不良的問題。筱卿對傷口縫合劑的材質過敏，導致傷口周邊一直有紅腫、長疹子、搔癢的情形。陳醫師表示，外觀上看得見的情況都不用擔心，只要沒有發燒、傷口沒有滲液，這些狀況都能慢慢改善。於是筱卿尋求皮膚科醫師的治療，持續了 4 個月，雖然耗時有點久，但傷口也已復原。

找出致病原因，調整工作及生活

回頭去看自己生病這一段，筱卿一度疑惑，明明自己飲食算正常、沒有不良嗜好，怎麼會患大腸癌？基因或許是原因之一，「但回頭去檢視自己的生活，既然我會生病，應該是我有做錯了什麼。」

筱卿本身是在保險公司進行保單審核的工作，身為主管的她帶領一個龐大的團隊，工時長、也十分忙碌，經常得承受來自同仁、客戶的負面情緒。「我的性子很急，對自己的要求很高，做事要求要快、要精準，所以我覺得壓力

可能也是致病的原因之一。」雖然筱卿自認是個樂觀的人，也會找機會排解壓力，但或許這些壓力在長時間的積累下，還是對她的健康造成了影響。

此外因為工作型態的關係，筱卿養成了吃東西吃得很急的習慣。中午用餐時經常是囫圇吞棗，根本沒去理會食物到底有沒有好好消化。且因為很晚才下班，大概都要 9 點才能開始吃晚餐，習慣早睡的她，用餐、洗澡結束之後就接著上床睡覺，可能也因此導致腸胃疾病。

痊癒後的筱卿，對於飲食做了些許調整。例如原本就不常吃的醃漬物，現在不吃了，炸物也減少到很低的頻率。以前筱卿喜歡在晚餐時配著啤酒，現在也不喝了。最重要的是三餐時間規律，進食時提醒自己慢慢吃，這是她在飲食上最大的改變。

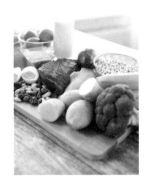

之前得知罹癌時，筱卿很快決定先向公司提出辭呈。當時一個與筱卿非常要好、同在辦公室的朋友比她早兩個月確診大腸癌，朋友的情況是比較嚴重的，治療過程也很辛苦，筱卿擔心自己也會這樣。「我不確定我的病情如何，更不知未來要面對多少、多長時間的治療。我不希望因為我的請假，導致團隊的混亂與工作負擔，我不想要在病中還要隨時檢查郵件，擔心事情沒做好。這樣壓力太大了！我認為自己應該把注意力放在自己身上，專心接受治療，並趁機調整自己的生活。」

休養了一陣子，筱卿目前已重新返回職場，回到原來的公司，做自己再熟悉不過的工作。不過她現在不接主管職，單純只從事自己的專長，也就是保單審核的工作。

這場病帶給筱卿最大的體悟，就是「沒有健康，就什麼都沒有，人必須以正常、規律的生活，維持身體的健康為優先。」珍惜健康，把握當下的每一刻，心存感恩、好好地生活，就是她目前唯一的目標。

文／潘玉女（本書責任編輯）

以愛療癒，最愛是自己

「我從年輕時開始，就經常拉肚子，所以一直以為自己有腸躁症。」湘芸過去是位護理師，還擁有助產士執照，長年在醫院工作，上班時總是緊張又忙碌。

家人看她腸胃不太正常，勸說她到醫院做檢查並治療。50歲那年，湘芸才在半推半就下，前往一位腸胃科醫師的好友那兒做了大腸鏡。檢查當下醫生已看出不對勁，立刻做了切片送驗，檢驗結果出來，竟已是第三期直腸癌。

即使身為護理人員，醫院中生老病死看多了，但一聽到確診直腸癌，湘芸的反應也跟其他人一樣：震驚、難以接受。「第一個反應是：怎麼會是我？我吃素吧！我還有修行喔！而且我還蠻善良的啊！為什麼會生這種病？」在經歷了一段時間的質疑與憤怒情緒之後，湘芸總算冷靜下來，接受了自己生病的事實。

因為從小就有堅定的宗教信仰，湘芸長年茹素，也接觸到許多自然療法相關的資訊，然而確診之後，湘芸自己做了一個決定：「不去追逐自然療法，而是積極治療。」在選擇醫院時，湘芸自己上網查了很多資料，心想既然是癌症，那就應該在專門治療癌症的醫院，有個朋友罹癌之後在和信治療有不錯的結果，因此湘芸也決定選擇和信。掛號時靠的就是緣分了，湘芸說：「每個醫

病友小檔案

個案化名：劉湘芸

出生年份：1967年

診斷結果：直腸癌第三期

治療方式：化療、電療、手術

目前狀況：每六個月定期門診追蹤

師我都不認識，看到陳建志醫師的介紹時直覺他可以幫我，就選了他！」

陳醫師詳細且慎重地跟她說明了她的狀況。拜自己的護理背景之賜，湘芸對於醫師的說明完全能聽懂，自己也在網路上爬文許久，她知道自己病情的嚴重性。然而一開始在討論治療方案時，她還是免不了試圖跟醫師「討價還價」，不過最終仍決定全然聽從陳醫師的建議，開始接受一系列的治療。

無論多痛苦 都要往前走

進行手術前，先做了化療和電療（手術前 5 次的放射線治療，以及 3 次的化療），4 個月之後，做了第一次手術：切除直腸，同時做了暫時性的人工造廔口。由於病灶與肛門十分接近，一開始很擔心保不住肛門，一度讓湘芸十分絕望。醫師為湘芸同時施作經肛門微創手術及達文西手術，以達到最好的效果。手術結束後，湘芸被告知好消息：「肛門保住了！」湘芸感激地說：「這都要歸功於陳醫師優異的技術！」

手術順利完成，但接下來帶著造口過生活的日子，以及後續移除造口的手術，都令湘芸痛苦不已。有點潔癖、有著完美主義個性的她，要面對造口帶來的不舒服及不便，而移除造口之後的傷口一度感染，更是讓她在照顧傷口上費盡心力。她一開始不斷自問：「為什麼（要受這種苦）？」，想要把自己藏起來。不過後來她領悟到，她不能不出門，「因為只有出門你才能知道會有哪裡不方便。」於是她開始四處去玩，去海邊，去山上，去郊遊。「當我們開始冒險，面對未知時，才會想辦法去超越。」生病了是事實，只能往前走。

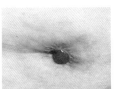

造口示意圖

對於自己生病的事，湘芸選擇對家人保密，尤其是年邁的父親和母親，到現在還不知情。家裡只有弟弟知道，因為她需要一個親屬來幫她簽署各種書面資料。工作上在確診後的第一時間就提出辭呈，只告知伙伴她想要重新開始另一段人生，其他並沒有多說。「我不想一天到晚需要對別人解釋我的病情，

不希望有太多人給我意見，我也不希望聽到別人跟我說我好可憐、我生的病很危險，這只會讓我更慌張；而且若有人為我擔心或難過，我還要反過來安慰他們！我照顧自己都來不及了！」

住院治療期間免不了需要照顧，幾位感情非常好的摯友後來得到消息，便輪流陪伴湘芸。不過度干涉、不胡亂提供意見，給湘芸很大的自主空間，讓湘芸能全心配合陳醫師的治療。

開刀對湘芸來說，感覺自己身體的能量被全數歸零。就像被打回原形般，她要做的事就是重新把自己從嬰兒的狀態「養回來」。

開完刀後，湘芸並沒有再做預防性的化療，她相信接下來的日子，她可以透過生活及心態的調整，讓自己保持健康。確診至今滿 5 年，湘芸已經痊癒，這些年也都接受定期追蹤。對湘芸而言，定期的追蹤就是明確的目標，提醒自己平時就要注意身心靈的健康。

能順利康復，湘芸歸功於身邊的貴人，一是陳醫師在醫療上面提供的照顧，二是朋友們給予的信任與愛。

還有一事很重要，就是生病時不能有一絲絲放棄的念頭。「我不想被疾病打敗。而且如果我放棄了，下輩子還要重新回來學，我才不要呢！」就是這樣的心態讓湘芸燃起強烈的求生慾，努力走過來。

不再害怕說「我做不到」

回想這一路，50 歲對湘芸而言是個分水嶺，是她心態上的轉折點。湘芸說自己並不是一帆風順的人，很多事都要自己來，造就她獨立、內斂、自我要求極高、完美主義的個性。工作壓力很大，總是處在緊張焦慮中，每天都有燃燒殆盡的感覺。「我以前習慣一切以他人為主。把吃苦當吃補，認為一切都是老天爺的安排，而且天公一定疼憨人。有這種個性，癌症不找我找誰？」

50 歲之後，她反省了過去那些可能造成她生病的原因，她想要改變。從忙碌的工作中脫離，她足足「躺」了 3 年。「真的是『躺』喔，我花很多時間睡覺、休息。」以前的她半夜 1、2 點才睡是日常，然後隔天 5、6 點就起床。總

是要搞到很累才會去睡，一直找事情給自己做，腦子也停不下來，從沒認知到這樣會對身體造成傷害，甚至覺得自己一天只睡 4、5 個小時，超有效率的。生病後則讓自己作息正常，甚至在手術後的恢復期，可能一天睡到 10 或 12 個小時，就是讓自己躺著，不強迫逼自己幾點一定要起床。

她開始過著自己以前絕不認同的生活，也就是年輕人說的「擺爛」，「**我讓自己很放鬆，經常出去玩，不再嚴格要求自己一定要達成別人對我的期望。**」以前她從來不允許自己講「我做不到」，生病後第一次要把這句話講出口還覺得很「卡」，好不容易講出來卻覺得自己很「假」，根本不是出於真心。經過非常多次的練習，現在湘芸對於超出自己負荷的事已經可以很輕易地說出「我沒辦法哦」，她說：「**有一天當我發現自己很真心、很誠實的講出這句話時，忍不住在心裡給自己鼓掌：原來我也有這一天！**」。

她對朋友說，「我所有的痛苦在這個開刀過程中，都一起被拿掉了。」她佩服經歷這一切的人，無論過程及結果如何，她知道這群人都對自己下了很大的功夫，因為生病的人必須赤裸裸地面對自己，面對自己的虛弱、疼痛、身上的臭味，這都是病人自己要去面對的。「**所以我也很佩服我自己，因為得把自己不完美、最令自己不喜歡的那一面都展露出來，又要直視這一切，接受這樣的自己，跟這樣的自己相處。**」

痊癒後的湘芸，刻意把自己養胖。湘芸說自己是易瘦體質，事實是以前的她這個不吃、那個不吃，對食材要求很高，那個要有機、這個要無毒，剛開完刀甚至一度瘦到只剩 43 公斤，現在當然吃素還是不變，但什麼都吃，不再去管什麼有不有機。三餐開心吃的結果，體重達到此生顛峰，56 公斤。湘芸對現在的自己很滿意。別人對她說：「妳變胖了！」湘芸回他：「很可愛對不對？」她開始會欣賞自己，打從心裡覺得自己很棒。

運動方面，湘芸並沒有逼自己一定要做什麼運動，而是以走路為主。當初剛開完刀無法出門時，湘芸就在家裡來回走路，此外還有做伸展、拉筋，避免開刀的傷口出現問題。

愛是最好的療癒

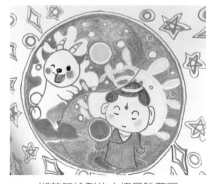

湘芸目前在樂齡學習中心兼職教導長輩繪畫、手作等藝術陪伴及藝術療癒課程，用豐富的色彩充實大家的心靈。每天與漂亮的東西為伍，快樂極了！「這些工作很有意義，而且很有趣。看起來是我在幫助別人，但在這過程中我同步也獲得了療癒。我對別人付出的，最後全都回饋到了我身上！我覺得現在最重要的學生就是我自己，我最重要的任務就是把湘芸教好。」

湘芸所繪製的太極曼陀羅圖

回想這場病，湘芸竟然有些感恩，「因為它讓我停下來。」以前湘芸總是過度自律、過度努力，例如修行，以前認為一定要照表操課，鞭策自己非做到不可，現在她不再如此。

身為過來人，湘芸想跟病友們說：「一定要好好吃、好好喝、好好睡，除了這三件事，其他事都跟你沒關係，你把自己照顧好，就是把家人照顧好。」

飲食不需有禁忌，沒有什麼「冰啊、涼啊、酸啊、辣啊不能吃」的道理，因為身體知道自己想要什麼。她也建議大家真誠面對自己的情緒，想哭就哭不用忍，想笑再笑，不想笑不用勉強。「不用把自己當神，只要好好當個人就好！」而且一定要走出去接觸外面的花花世界，不管是自己一個人獨樂，還是有一群好友同樂，就是不能搞自閉。

最重要的，就是要好好的過自己的生活，因為，「所有你擔心的事都不會發生」！

文／潘玉女(本書責任編輯)

積極治療，樂觀看待，挺過一切難關

從確診直腸癌開始，5 年多的時間裡經歷了 5 次手術、50 餘次標靶及化學治療。「這段時間真的很辛苦，家人當然也一樣，特別是我太太！」如今文育已經是抗癌成功的一份子，喪失了「重大傷病」的資格（對此感到開心），開啟他新一階段的人生。

病友小檔案

個案化名：李文育
出生年份：1980年
診斷結果：直腸癌併肝轉移
治療方式：手術、標靶治療、化療
目前狀況：病情穩定，無復發跡象

「是女兒救了我！」文育總是半開玩笑地這樣說。因為女兒有過敏體質，原本是打算帶女兒去抽血檢查過敏原，就在檢查的前幾天，文育和好友們相約露營，當天晚上他發生嚴重胃食道逆流，一整夜都無法躺下來睡覺。朋友見狀建議：「既然要帶女兒檢查，何不自己也順便抽血檢查、照胃鏡？」結果檢查報告出爐時，文育一看嚇得不輕：CEA 指數竟然高達兩百多！

後來安排了大腸鏡檢查，發現一顆 1 公分多、外觀看起來像是惡性的腫瘤，然而切片結果卻又令人疑惑的良性！當時醫師建議最好手術切除，經過考慮，文育決定轉到和信做治療，主要還是參考父親的經驗。父親之前也被診斷出直腸癌，在和信醫院接受治療後恢復得很好，讓文育產生信心。

第一次在和信看診之後，陳醫師立刻為文育安排了電腦斷層和全身正子掃描等檢查，並在一個星期內完成。檢查發現腫瘤已轉移到肝臟，「醫生都不告訴我期數，但我知道如果有轉移了，就是第四期。」文育說。

手術和化療交錯進行

由於影像結果顯示在肝臟外圍有兩顆較大的腫瘤，原本醫師計畫第一次手術同時將肝臟這兩顆移除及直腸腫瘤切除，但術前的全身性正子攝影發現肝臟內還有很多小腫瘤，已是「滿天星」的狀態，於是改為先化療再開刀。經過數次化療，CEA 指數明顯下降，醫師表示開刀的時機已到，並考量手術的時間長度和文育身體的承受度，決定先開直腸，並做一個暫時性的腸造口。雖然腫瘤距離肛門口很近，但在陳醫師精湛的技術下，幸運的肛門得以保住。這是第一次的手術。

一個月後做大腸鏡檢查，發現傷口癒合良好，於是進行第二次手術，除了將肝臟的病灶進行切除及電燒外，也將直腸接回，關閉造口，恢復肛門的作用。

不過同年的 11 月，回診檢查發現 CEA 指數又上升了，影像檢查了好久，才在腹腔處看到一個亮點，然而欲進行第三次手術時，卻找不到腫瘤，醫師只好把打開的腹腔再度關閉。

接下來的一年多裡，為了預防有殘餘的癌細胞轉移到身體其他地方，黃國埕醫師為文育安排數個連續的化療療程。

第四次的手術，是蔡醫師以內視鏡對肝臟腫瘤進行電燒及切除。因為是在腹腔穿刺，導致肚皮上有許多傷口，像被子彈打到一般。而當再度發現肝臟出現腫瘤，又進行了第五次的手術，只是這次因為腹部沾黏嚴重，無法再用內視鏡，只能採取傳統手術。

第五次的手術結束後，原本要進行 12 次的預防性化療，但因為 CEA 指數還是上升中，而且因為併發嚴重的甲溝炎，手指、腳趾都腫起來了，在黃醫師的建議下先稍做休息，持續回診觀察。好消息是，一個月後的回診，指數竟回歸正常，而且在後來的追蹤檢查中，一次比一次低！

關關難過關關過

被問到治療過程中，什麼狀況最讓他困擾？文育說，首先是剛開始使用造口時，飲食時食物殘渣和水分都還未被吸收就從造口流出來，導致周圍皮膚被侵蝕，造口又剛好在褲頭的位置，十分疼痛。然而這還不是最難忍受的，文育說當直腸接回去之後，才是他痛苦的開始。經常想排便，腹瀉時連吃止瀉藥也沒用，排便時會有一種撕裂般的痛感。想排便時肛門會收縮，但無法像未生病時功能正

常，經常還未走到廁所就憋不住，又或者有便意，到了廁所時卻只放了個屁。有時一天要進進出出廁所數十次，整晚都無法睡，好不容易解決了「大事」，正在開心終於可以睡一覺，天卻已經亮了！只能拖藉疲倦的身體起身上班。

而糞便排出時會造成對肛門周圍皮膚強烈的刺激，皮膚受到侵蝕發炎疼痛，只能用清水清潔後，再塗上凡士林。由於皮膚變得過於敏感，即使是免治馬桶或是蓮蓬頭的小水柱都會令他疼痛不已。文育只能將蓮蓬頭拆掉，那樣從水管流出來的水才夠柔和。

這問題十分困擾文育，他上網搜尋大腸直腸癌病友們的經驗，意外得知「灌腸」的方法，就是每天晚上把下半段的腸子清乾淨，就可以免去不停跑廁所的痛苦。文育有親戚在經營醫療材料行，透過他，文育取得了有機的咖啡和灌腸設備，按照病友的教法開始嘗試。第一次做完灌腸，當晚他一覺到天亮！文育說：「我感覺自己活回來了！」之後文育每天晚上花一小時在廁所進行灌腸及清潔，就能換得一晚好眠及隔天白天的輕鬆，不再擔心白天吃個東西就要頻頻衝廁所。這個習慣一直持續到化療結束才停止。

另一個令文育很難忍受的，是肝臟微創手術後的疼痛。「那是一種連呼吸都痛的痛！」文育說。術後醫師要文育盡快下床走動，文育咬著牙，舉步維艱地一小步一小步移動，當他花了好久的時間終於走完病房一圈，或許是因為體力耗盡，讓他一躺床上就睡著了！

尋求心靈的寄託

在漫長的治療過程中，為了轉移對疾病的焦慮及身體不舒服的沮喪，文育經常去廟裡走動。尤其是開刀和回診看報告前，會去拜拜祈求神明保佑手術順利、檢查結果是好的。「我不迷信，我不相信生病了靠拜拜就會好，而是尋求一個心靈寄託。」

生病之後，周遭親友提供的醫療之外的建議可多了。例如很熟的朋友幫他從命理老師那兒求得一條祈福手鍊給他戴，半年或一年去換一次線；有人建議他去祭改讓災厄遠離、將冤親債主請走，他選擇去大的城隍廟，做一次只要花500元；有師父建議他穿有色彩的衣服，他就聽話盡量不穿黑色。文育的原則就是：治療方面聽醫生的，其他方面在不花大錢、無傷大雅的前提下，就去試試。「若你問我這些方法有沒有用？我的想法是，既然我順利地過到現在，那我就相信這些方法對我有起作用。」

當治療一度不見起色，文育想嘗試所謂的「精準醫療」，也就是檢測基因後決定用藥。他去找了一位有提供這項服務的醫師，自費做了檢測。直到某次回診跟黃醫師提起此事，才知道其實在醫院裡，這些該做的檢測都做了，每個人的用藥也都是依據檢測的結果來使用，根本不需要額外花錢去外院做！

讓好習慣加入生活中

生病前，文育堪稱是個工作狂，經常連假日時間也在工作，甚至更喜歡在星期六日上班，因為假日的效率更高。對工作之所以如此投入，源自於過去對經濟的不安全感。自行創業的他，努力賺錢、努力存錢是唯一的目標，能省就省，什麼都捨不得買。生活上的節儉也反映在飲食上，有什麼吃什麼，營養從不在他的考慮範圍內，為了快點完成工作，誤餐、跳餐更是「家常便飯」。此外，文育曾是個一天一包菸的癮君子，有放假時會與朋友喝兩杯。這些都在他罹癌之後，有了很大的改變。

開始治療後，文育的太太未先和他商量就將自己經營的童裝店頂讓出去，以便完全配合他的回診與治療。不用住院時，就和文育一起進公司，就近照顧他。用餐時間到了為他張羅食物，確保他規律用餐。對於飲食內容也比較注意了，刺激、辛辣、油炸、含糖（包括澱粉）的食物少吃，紅肉減量，改以魚肉、雞肉和豬肉為主。以前不愛吃菜的他，也開始養成增加蔬菜份量的習慣。飲食不再只是「吃飽就好」，現在對文育來說食物除了提供的營養，還能是一種樂趣：聽到哪裡有美食，就帶著老婆一起前往品嚐。

而好在抽菸的習慣在尚未得知罹癌前就戒了，至於與朋友喝兩杯的頻率，也在生病之後降到最低。規律作息，早睡早起，養好體力，讓自己多一點能量來抗癌。

留時間給自己及家人

最重要的改變是人生價值觀的轉變以及對生命中重要事物的排序。在治療初期文育經常連住院時都仍抱著筆電工作，只因為他不放心將工作丟給別人，直到後來他看到家人的擔心及辛苦，於是決定公司多聘人手，分擔自己的工作量。將接案量降低，急的案子不接，以確保周六日能休息。多出來的時間，他就專心接受治療、休養，然後花時間陪伴家人或與好友相聚。

生病後的文育在朋友的「推坑」下，愛上了露營。在山上露營，文育感到

無比放鬆，平日失眠的狀況在山上完全不會出現。他購置了一輛露營車，一到假日就往帶著老婆與朋友相約往山上跑。「以前我無法靜靜地單純欣賞一棵美麗的樹，因為我的腦子裡只有工作。現在的我在山裡面時，就算什麼都不做、什麼都不想，光是坐著發呆也感到好愉快。」有時心血來潮也會騎上在化療期間買的重型機車，隨意選個山上的目的地載著老婆繞一圈，忘掉病痛、忘掉一切數字、放下工作，單純享受馳騁的樂趣。文育的媽媽曾經問他生病了為什麼不在家裡多休息，一天到晚去露營，文育告訴他的媽媽，他要趁自己還能走、還能動時，多去幾個地方，不想要等到哪裡都去不了了，才來後悔。

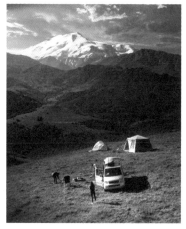

5 年的治療期間，因為頻繁出入醫院，跟小孩的互動及相處很少，所以在病況穩定之後，文育會多花時間陪伴孩子，以往對小孩的教養總是嚴格且古板，規定這、規定那，現在變得「比較好溝通」了，也會買一些他們期盼很久的 3C 或鞋子送他們。

與癌症和平共處

文育不諱言地說，整個治療過程十分之煎熬，因為好多次檢查結果都是不好的，指數不僅沒有改善，甚至還更糟，但「就遇到了，也沒辦法」的想法，讓他選擇往前看，挺過一次又一次的治療。親友們都說他很看得開、很堅強，文育說：「我覺得最重要的是心態，如果我先認輸了，就敗給了疾病。我覺得絕對不能被疾病打敗，第四期直腸癌的 5 年存活率只有 20%，我就是拚這個 20%。我告訴自己一定要活下來，而且活得開心！我努力可以努力的部分，其他的，就交給上天吧！」文育也十分感恩他的家人、車友、露友，是他們陪伴他走過了艱難的治療過程。

文育說，當他的朋友知道他得了大腸癌之後，所有人都跑去做檢查。一般人的認知中，38 歲得癌症好像太年輕，但文育發現很多病友年紀都不大，癌症年輕化的趨勢讓他覺得有必要提醒，不要以為自己年輕力壯就能對癌症免疫。

現在的文育仍舊努力工作，畢竟自己是家裡的經濟支柱，不過更重要的是開心生活，多陪家人、對自己好，要讓自己的生活更充實、更精彩！

不可不知的大腸直腸癌的基本知識

文／張芸貞＆張琭雅（護理部個案照護管理組‧個案管理師）
＆黃國埕（腫瘤內科部‧資深主治醫師）

　　惡性腫瘤自民國 71 年起已連續 41 年蟬聯國人十大死因榜首，占全部死亡原因的 24.9%，結腸直腸癌則位居十大癌症死因的第三位。對癌症的認識不足，往往帶來不必要的恐懼，讓人忽略了預防之道，進而延誤正確診斷、錯過治療的最佳時機。在抗癌路上，面對許多的未知，身為病人或家人，也承受難以言喻的身心靈壓力。

　　在腸癌病人的就醫歷程中，我們針對每個階段病人及家人常遇到的問題，整理出簡單易懂的資訊，也可搭配後面章節的內容交相參照，迅速建立正確的觀念，期能提供最佳的支援及協助，讓我們一起來聰明面對治療過程。

原因與症狀

Q1　大（結）腸直腸癌發生的原因為何？

A 大腸直腸癌發生的原因到目前為止仍然不十分明瞭，不過多數認為可能與食物或遺傳有關。

　　近年來，臺灣因經濟起飛，生活水平提高，傳統的生活型態和飲食習慣發生很大的改變，**食物方面**，肉類、蛋白質、脂肪的攝取量提高很多，因此，大腸直腸癌有明顯增加的趨勢。

　　遺傳方面，腸癌的家屬或癌症家族症候群等，罹癌的機會比一般人高。目前雖然癌症的研究有相當程度的進展，如腫瘤基因及腫瘤抑制基因的發現，但仍有許多癌化的機轉不十分明瞭。

　　總之，腸癌的形成是由許多因素造成，絕對不是由單一因素所導致的，而且它是由多種步驟演變而成。

Q2 大腸直腸癌的症狀有哪些？

A 當發現有持續的糞便出血；或是大便習慣改變，如：腹瀉、便秘或不規則排便；或是不明原因的腹痛、胃口及體重下降，即應提高警覺，尋求專業醫療協助。

不過要特別強調的是，絕大多數早期的大腸直腸癌，**是沒有任何身體不適的症狀。**

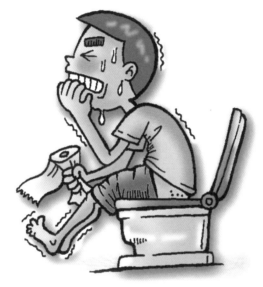

大便習慣改變，如便秘，也是大腸直腸癌的症狀之一。不過，絕大多數早期的大腸直腸癌，是沒有明顯的症狀。

Q3 大腸直腸癌的篩檢項目有哪些？

A 大腸直腸癌篩檢包括：肛門指診、糞便潛血檢查、乙狀結腸鏡檢查及大腸鏡檢查，或是下消化道攝影（也稱作下消化道鋇劑攝影）等。不同的篩檢工具，效益與接受度皆不同。

目前臺灣國民健康署針對 50 歲以上未滿 75 歲之一般民眾提供兩年一次免疫法糞便潛血檢查，若糞便潛血陽性則應於 6 個月內接受大腸鏡確診檢查。具有一等親大腸癌家族史的高風險族群，建議從 40 歲開始以大腸鏡作為篩檢工具。疑似或基因診斷為遺傳性非瘜肉性大腸直腸癌（HNPCC, Lynch syndrome）之民眾，應於 20 ～ 25 歲之間，開始接受至少兩年一次的大腸鏡檢查，若基因檢查確診為突變基因帶原者，應考慮縮短篩檢間隔為每年一次大腸鏡檢查，並定期接受子宮內膜癌、卵巢癌、胃癌及十二指腸癌之檢查。疑似或基因診斷為家族性大腸瘜肉症（Familial Adenomatous Polyposis, FAP），應從 10 ～ 12 歲起，每年接受大腸鏡檢查及定期接受胃癌、近端小腸癌以及甲狀腺癌之檢查。

美國癌症協會建議大腸直腸癌篩檢

	年齡、相關疾病	時間	檢查項目
一般民眾	年滿50歲以上	每年	糞便潛血檢查
		每3至5年	乙狀結腸鏡檢查、「雙對比」的下消化道鋇劑攝影檢查
		每5至10年	大腸鏡檢查
高危險群	·潰瘍性結腸炎 ·遺傳性非瘜肉性大腸直腸癌	每1至2年	大腸鏡檢查，同時對可疑部位做切片
	·家族性大腸瘜肉症候	每年	大腸鏡檢查，同時對可疑部位做切片
沒有家族遺傳性大腸癌情形下，有一位一等親在60歲以前罹患大腸癌（或腺瘜肉），或有兩位一等親屬罹患大腸癌（或腺瘜肉）	35至40歲起，或自其罹患大腸癌的最年輕親屬發病年齡減10歲的年紀開始	每3至5年	大腸鏡檢查
有家族遺傳性大腸癌情形下，有三位一等親屬罹患大腸癌，或是有一等親的親屬在30歲以前罹患大腸癌時	需考慮家族性大腸瘜肉症候群或遺傳性非瘜肉性大腸直腸癌的可能性，應向專科醫師徵詢定期大腸鏡檢查的意見，並考慮接受家族基因檢驗及諮詢。		

Q4 病人從初診至確診為癌症，應何時決定治療方向較佳？

A 在本院，病人來到門診，醫師即會於門診當天安排相關檢查，1周後請病人重回門診看報告，一旦確診為癌症，醫師會與病人、家屬討論後續的治療方向，之後病人會於2～3周內開始根據大腸直腸癌團隊所擬定的治療計畫接受治療；原則上從確認診斷到決定治療方向，到開始治療以不超過4周為期限。因此當初步診斷腸癌時，毋須慌張立刻做醫療決策，可尋求第二意見的專業諮詢，經完整的評估及討論後再做出最適合自己的醫療決策。不過，以上原則仍會依病人病情狀況及各醫院的治療流程而有所差異。

Q5 大腸直腸癌分幾期？各代表什麼意思？
我怎麼知道自己的期別？

A 癌症分四期。第一至第三期屬早期，差別在腸壁侵犯深度不同及鄰近淋巴結是否有侵犯。第四期代表腫瘤已有遠端轉移，俗稱晚期，但不等於末期。經由醫療團隊和病人家人的密切合作，還是可以達到不錯的治療效果，千萬不要輕言放棄。

透過影像檢查報告及手術後病理報告，可以得知病人的腫瘤期別。建議與醫療團隊詢問及討論，確切知道自己的期別及病情，參與自己的治療計畫，而不要自己胡思亂想，因為想像往往會放大不必要的恐懼，對病情無助益。

Q6 大腸直腸癌的治療方式有那些？

A 大腸直腸癌的治療方式包括手術、放射線治療及全身性的化學、標靶、免疫治療。然而，大腸直腸癌的治療，會因病人的疾病期別和病情狀況而有所差異。

- **大（結）腸癌（尚未轉移）**：以「手術治療」為主，術後再依其病理報告決定是否做「輔助性化學治療」。
- **直腸癌（尚未轉移）**：早期直腸癌以手術為優先選擇，但若影像檢查懷疑腫瘤侵犯較深或有淋巴結轉移，則會於「術前」先做前導性放射及化

學治療，將腫瘤縮小後再進行
手術，術後則會給予「輔助性
化學治療」。

● **轉移性腸癌**：治療較為複雜，
每位病人需要的治療方式不盡
相同，需專業的團隊幫病人規
劃最適合的治療計畫。當病情
變化時，透過值得信賴的團隊
經討論及合作，調整治療方
案。

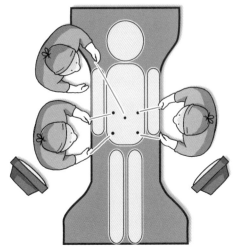

以腹腔鏡（微創手術）方式進行手術。

術 前 準 備

Q7 大腸直腸癌手術前應注意的事宜為何？

基本上，大腸直腸癌病人術前若沒有任何的不適症狀，只要維持正常日常
生活作息即可。倘若病人有腸阻塞的症狀如腹痛、肚子脹、大便減少或沒
有排便、大便變細、嘔吐等，或內視鏡檢查發現腸道狹窄的現象，手術前1周
則要實行**「低渣（纖維）飲食」**。

選擇低渣飲食

1. 以**均衡飲食**為主，選擇纖維含量低之
   食物。
2. **食物的選擇**：去筋去皮的肉類、精緻
   的五穀類；蔬菜則盡量以瓜類及過濾
   蔬菜汁取代；水果則以過濾果汁或纖
   維含量少且去皮的水果取代。
3. 避免油炸、油煎及刺激性的食物。

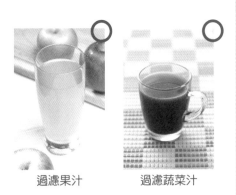

過濾果汁　　　過濾蔬菜汁

Q8 大腸直腸癌外科手術需住院多久？

A 大腸直腸癌外科手術分成「傳統剖腹手術」、「腹腔鏡手術」（或稱作微創手術）兩種，一般來說，傳統剖腹手術**約需7～10天**的住院恢復時間；腹腔鏡手術**約5～7天**。

Q9 大腸直腸癌外科手術後應注意的事宜？

A 大腸直腸癌術後應特別留意的事宜，大致可分成「傷口、活動、姿勢、飲食」等方面：

● **傷口**：觀察傷口是否有紅、腫、熱、痛等發炎現象，此外，在引流管尚未拔除前最好不要碰水，洗澡時建議採用「擦澡」方式。至於下半身的清潔則不受影響。

● **觀察引流液**：引流液的顏色為正常的血水色（術後1～3天），之後會慢慢變為淡粉紅色（術後3～5天），最後則會呈現淡黃色（術後5～7天）；觀察引流液應注意其顏色、濃濁度，若顏色突然變得較深或變得較渾濁，都應主動告知醫護人員。

● **活動**：病人手術後應盡早下床活動，原則上會建議術後第二天即可下床活動。此外，由於傳統手術的傷口較大，下床時最好配合使用「束腹帶」，使用時機於術後第二天至術後六個月；其目的在於能減緩活動時所帶來傷口拉扯的疼痛感、避免做出過度伸展姿勢，進一步也可以減低腹部手術傷口在將來發生切口疝氣的機率；至於，束腹帶選擇以「黏貼固定式」即可，綁的位置應環繞手術傷口處（即腰部），再依所需壓力黏貼固定，避免過緊、過鬆。

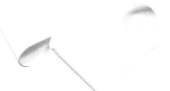

應選擇黏貼固定式的束腹帶。

此外，雖然腹腔鏡手術的傷口較小，但我們還是希望病人術後一個月內能盡量使用束腹帶。

- **姿勢**：因腹部傷口的關係，建議病人術後一個月內，避免採用仰臥起坐的方式起床，下床時宜先將身體盡量靠床緣、側躺，爾後腳先下床，再慢慢利用手的力量撐起上半身；上床的姿勢亦同。

  不僅如此，不論在搬重物、抱小孩等，都要盡量避免。

  此外，上廁所時最好選擇「坐式馬桶」（因蹲式馬桶得採蹲馬步姿勢，將會用到腹部力量）。

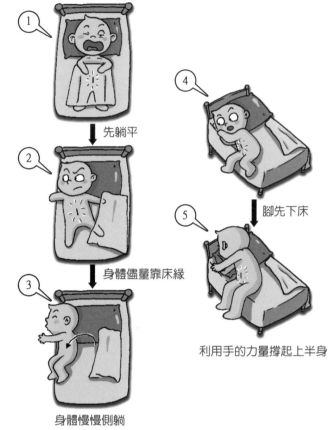

① 先躺平
② 身體儘量靠床緣
③ 身體慢慢側躺
④ 腳先下床
⑤ 利用手的力量撐起上半身

術後一個月內上下床建議姿勢

- **飲食**：一般來說，待病人排氣後，即可喝水，喝水後身體沒有任何不適，即可恢復正常飲食。針對出院後飲食需特別調配的病人，在出院前則會有營養師做詳細的衛教指導。

Q10 大腸直腸癌術後返家該如何照顧傷口？

A 一般來說，返家時傷口大都已拆線，病人
或家屬只要留意傷口是否出現「**紅、腫、
熱、痛**」，若有應返院告知醫師；此外，在傷
口的照顧上，病人若擔心留下疤痕，可以於傷
口貼上美容膠（與傷口呈垂直方向），美容膠
更換的時機為每周或美容膠弄髒或翹起，才需
要更換。至於，因洗澡所造成的潮濕，只要將
美容膠輕輕的拍乾即可。

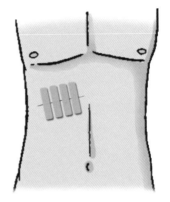

傷口貼上美容膠應與
傷口呈垂直方向。

腸 造 口 護 理

Q11 何謂腸造口？腸造口該如何護理？

A 腸造口，俗稱**人工肛門**（或稱為**人工腸造廔**），是利用手
術方式，將排便的出口由肛門改成在腹壁上的人工出口。

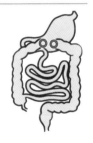

在腸造口護理方面，腸造口周圍皮膚只要用溫水清洗，清
洗後將水分拭乾即可。

Q12 腸造口本身一定會有異味嗎？

A 腸造口只要保持適當的清潔，造口本身是不會有異味飄出的。因此，在正
常社交場合間的距離，腸造口的病人不用太擔心對方會聞到異味。一般
來說，只有在更換造口時或排氣（即放屁）才會聞到，排氣時腸造口的袋子則
會呈現鼓起的狀況，這時病人需要到洗手間將氣排出（類似將氣球的氣放掉一
般）。

Q13 腸造口病人該如何處理排便問題？

A 由於人工肛門不像肛門一樣有括約肌，因此不能自動調節排便的情況，糞便會慢慢地流出。

針對裝置人工肛門後的排便方法如下：

- **裝置造口袋**：於造口處裝置造口袋，當造口袋的糞便超過 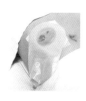 1／3或1／2以上，就必須到廁所清除糞便。

- **結腸灌洗**：將常溫水（從300cc慢慢增加至750～1,000 cc；水溫約30～40℃）注入造口處，其原理就像灌腸一樣，將腸內的糞便清乾淨；結腸灌洗時間約須40～60分鐘，病人只要選擇自己方便的時候即可，至於，早上或晚上是沒有差別的。若病人能將糞便清乾淨，大多數病人在灌腸以外的時間，是不會有糞便排出的。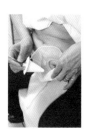

Q14 腸造口病人，在飲食上是否該有所調整？

A 病人除了因罹患高血壓、糖尿病等慢性疾病，醫師有特別指示需要控制飲食外，基本上裝置腸造口的病人，飲食上沒有特別限制，**均衡飲食**仍是主要原則，此外，**應避免攝取刺激性及容易產氣的食物**。

避免產氣的食物

- **豆　類**：如豆漿、豆干、豆腐、紅豆、綠豆等。
- **水果類**：如蘋果、葡萄、瓜類（如西瓜、香瓜）、柚子、香蕉等。
- **蔬菜類**：如洋蔥、高麗菜、花椰菜、韭菜等。
- **主食類**：如玉米、馬鈴薯、地瓜、芋頭等。
- **飲料類**：如養樂多、汽水、牛奶等。

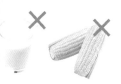

Q15 有腸造口者，在藥物使用上有無必須注意的事項？

A 簡單的說，有腸造口的病人表示其體內部分的腸道可能被切除（或是繞道），也就是說腸道長度會比一般人來得短，所以對食物、水分、與藥物的吸收會與以前不一樣，確實有些必須注意的地方。

常見的腸造口有兩種，一種是**大腸造口**，另一種是**迴腸造口**。

一般而言，降結腸與乙狀結腸因為位置較接近肛門，口服藥物有足夠的腸道長度予以吸收，所以當腸造口位在這兩段的結腸上時，藥物的吸收效果與一般人是一樣的。但是，如果腸造口位在**迴腸部位**時，因為腸道明顯變短，所以服用藥物時則需要特別注意。

因有些藥物的劑型設計，必須經過整個腸胃道（包括小腸與大腸）才能完整吸收，例如：腸衣錠、緩慢釋放型藥品等，對於迴腸造口者，藥物吸收可能不完全。所以，**有腸造口者，最好服用可以很快崩散或無需崩散的劑型，例如：口服液劑、懸浮液劑、軟膠囊、及沒有任何外膜的藥品。**

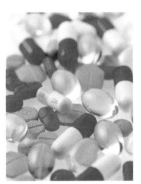

腸造口病人若使用以往不曾使用過的藥物，應觀察藥品從腸造口排出的情形。

此外，當使用以往不曾使用過的藥物時，有腸造口的病人也要注意觀察藥品從腸造口排出的型態，如果仍然能清楚地看見藥品形狀或顆粒，應該立即與處方的醫師連絡，考慮更換為其他產品或劑型。

另外，有一些藥物因為其本身的作用，容易在有腸造口的病人身上引起較嚴重的副作用，例如任何會引起腹瀉的藥物，具有迴腸造口者都應儘量避免，否則容易引起嚴重的腹瀉而導致水分、電解質的不平衡。另外，**維生素 B 群相關製劑在有腸造口者身上，容易產生較多難嗅的氣味，而口服劑型的維生素 B_{12} 無法被有迴腸造口的病人有效吸收。**（文／姜紹青藥師）

Q16 什麼是基因檢測？我需要做基因檢測嗎？

A 基因檢測有兩個目的：一個是**檢測病人自身的基因是否有特異的基因突變**，可預測是否有家族遺傳的傾向，進而建議其他家族成員接受篩檢，此檢測跟治療無關。另一個是**檢測癌細胞是否具有特異的基因突變**，進而做出治療藥物的建議及選擇。

每位病人期別不同、病程不同，必要的基因檢測醫師都會建議執行。但若病情有變化時，可與醫療團隊討論是否有需要做額外的基因檢測。

化學治療

Q17 大腸直腸癌化學治療前是否需裝置人工血管？

A 化療期間裝置人工血管主要目的是為了避免長期反復注射或藥物滲出而導致血管硬化、發炎、皮膚潰瘍等。

不過，治療大腸直腸癌所使用的化學藥物，嚴格來說並不會造成周邊血管嚴重受損，因此，若病人真的不願意裝置人工血管，且經醫護人員評估，確認病人本身血管沒問題，則沒有硬性規定一定要裝置人工血管。

但由於化學治療時間長達 6 個月甚至數年，如此頻繁且長期的施打，對病人的血管多少會有影響，若加上病人本身血管太細，通常還是會建議病人裝置人工血管。

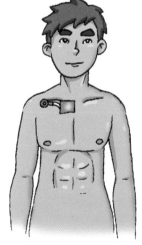

此為皮下放置導管之人工血管。

Q18 化學治療副作用會不會很大？治療期間要注意什麼？

A 一般來說，大腸直腸癌的化學治療副作用並不會太嚴重，通常不適症狀會於注射後幾天至一周內，程度逐漸減輕然後回復正常，搭配症狀緩解的藥物可減輕治療期間的不適。

透過醫療團隊的說明及衛教，病人及家人可以了解注射的藥物為何，及其常見的副作用。若發生跟預期不同的症狀，或症狀持續的時間比預期久甚至加重，建議聯絡醫療團隊或提早回診，評估是否需做其他處置。

若發高燒、持續疼痛或意識障礙，建議立即回診尋求醫療協助。

Q19 化學治療期間飲食上有需要特別調整嗎？

A 化療期間因白血球的降低，進而容易出現感染等問題，也因此，化療期間病人更需要**足夠的營養**，如此方能降低感染的風險。此外，又因免疫力降低，則建議**不要吃生的食物或蔬菜**。

● 食用高蛋白飲食	三餐及點心，任何肉類烹煮皆可。
● 禁生食	治療期間禁生食，水果清洗後請削（去）皮。
● 禁服用中草藥及健康食品	因任何藥品都可能與化學藥物產生交互作用，而影響化學藥物的效力。

Q20 化療期間可看牙醫嗎？

A 化療及標靶治療期間病人血球可能偏低、傷口癒合較慢。一般來說，簡易的牙科處置如**洗牙、補牙應無大礙**。但**拔牙或根管治療**牽涉到個人牙齒生長狀況不同、處理顆數不同及處置時程不同，導致傷口大小及恢復狀況也不同，**建議向主治醫師請教是否適合以及處置的時間點**，如果牙科醫師有所顧慮，能與主治醫師討論更好。

Q21 什麼是標靶治療？副作用是否較少？我可以只用標靶不要化療嗎？

A 標靶治療是針對癌細胞具有的特別基因突變設計出來的藥物，因此根據腫瘤基因檢測出來的結果選擇適合的標靶藥物，效果較佳。雖然不若化療有腸胃道副作用、血球下降的困擾，但不同的標靶藥物還是有其特別的副作用須注意。

目前**早期腸癌的輔助性治療以化療為主，沒有證據支持在早期腸癌使用標靶藥物有療效，**因此不建議自費使用。在轉移性的腸癌，大部分情況下，化療合併標靶藥物治療比單獨使用標靶效果更好。少數狀況下，可單獨使用標靶藥物治療。

Q22 標靶藥物健保有給付嗎？ 自費的標靶藥物是否效果比較好？

A 根據實證醫學的證據，目前健保有條件及限度下開放標靶藥物治療，若有健保給付的藥物，可充分利用資源以減少抗癌一路上的經濟負擔。

其實沒有最好或最標準的治療藥物，醫師會根據每位病人基因檢測結果不同、狀況不同、病情階段不同來給予標靶藥物的治療建議。建議與醫療團隊充分討論，在效果、副作用、費用的綜合考量下，選擇最適合自己的治療方案。

Q23 聽說免疫治療很有效，我應該使用嗎？

A 目前在腸癌唯一證實有療效的免疫治療為「**免疫檢查點抑制劑**」，建議使用於具有**微衛星高度不穩定**（Microsatellite instability high, MSI-high）的病人。未經基因檢測則不建議盲目嘗試。

免疫治療一般副作用不明顯，但少數病人會發生自體免疫相關副作用，治療期間仍應注意，若有持續異常症狀，宜提早回診評估是否需做其他處置。

Q24 放射線治療的步驟為何？

A 放射線治療第一步是「**定位**」。主要是把腫瘤的範圍以及附近正常組織在電腦上標示出來，在定位時，醫師會在治療部位的皮膚用墨水做記號，以確保接下來放療位置的一致性；整個定位的過程約需半小時。

當做完定位步驟以後，醫師會在病人的電腦斷層裡找出腫瘤的位置及正常組織的相關範圍，接著再找出適當的治療角度來避開正常的組織，以便給予腫瘤最大的劑量同時讓正常組織接受最少的劑量。

放射線治療是星期一做到星期五，每天治療的時間會依病人的需求固定在同一個時段（實際治療時間約 10 分鐘）。

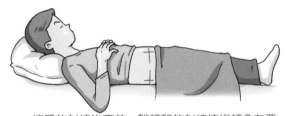

接受放射線治療前，醫師和放射線技術師會在要接受治療的身體部位畫上定位點。

Q25 早期大腸直腸癌術後的追蹤與常見檢查項目有哪些？

A 規律的追蹤檢查不代表能避免疾病的轉移或復發，其目的在於能早期偵測疾病的局部復發或是遠端轉移，及時提供病人有效的治療，以期能提高復發疾病的治癒率或是控制疾病進展的速度。

詳細的常規追蹤檢查項目並沒有一定的標準，各個醫院都可能有不一樣的做法，主要的原則是根據**術後腫瘤容易復發或是轉移的位置**來訂定（原發位置有局部復發的可能，遠端器官則以肝肺轉移機率較高）。

檢測血液中癌症指數的數值，的確有助於早期發現疾病的復發，但敏感度和準確度因人而異，需輔以其他檢查的評估，才能做正確的診斷。

標準	回診日	癌症指數 CEA CA19-9	胸部 X光	超音波	電腦斷層	磁振造影	大腸鏡
治療前		✓	✓	✓	✓	✓ 診斷 直腸癌	✓
術後1年內							
3個月		✓					
6個月		✓		✓			
9個月		✓					
12個月		✓	✓		✓		✓
術後1～2年							
3個月		✓					
6個月		✓		✓			
9個月		✓					
12個月		✓	✓		✓		✓
術後2～3年							
3個月		✓					
6個月		✓		✓			
9個月		✓					
12個月		✓	✓		✓		
術後3～4年							
6個月		✓		✓			
12個月		✓	✓		✓		
術後4～5年							
6個月		✓		✓			
12個月		✓	✓		✓		✓
補充說明	※以上的追蹤與常見檢查會依罹癌的部位——大腸癌、直腸癌,及病人的病情、年齡、身心狀況等而有所差異,都應經由醫師評估後方能給予最適合的檢查項目。						

Q26 早期大腸直腸癌病人治療後，是否會罹患其他癌症或有腸道再次復發的可能？

A 大腸直腸癌病人在接受完手術治療後，剩餘大腸和直腸再次發生癌症的機率約2～12%，因此**手術後定期接受大腸鏡檢查**是必須的。

若病人是遺傳性非瘜肉症大腸直腸癌（Hereditary Non-Polyposis Colorectal Cancer），這是一種「顯性體染色體遺傳」之疾病，除了在年輕時會發生大腸直腸癌外，也常有其他器官的癌症，如：子宮內膜癌（20～60%）、胃癌（11～19%）、卵巢癌（9～12%）、肝膽及泌尿系統癌症等等。

一般來說，除了極少數病人因為基因遺傳上的變異，導致容易有多發性的大腸直腸癌，或是其他器官的癌症發生之外，大多數的病人在經過 5 年以上的定期追蹤後，再次發生原發性大腸直腸癌的機率（意指和之前的病灶無關）並不比一般人來得高，反倒是這群病人因為有過這樣的患病經驗，會特別注意要定期接受大腸鏡的追蹤，因而降低了再次患病的風險。（文／朱俊合醫師）

疫 苗 接 種

Q27 大腸直腸癌病人是否能接受流感或其他疫苗注射？

A 大腸直腸癌病人在接受各種治療的過程中，其中化學治療的確是會影響到適合接受流感或其他疫苗注射的時機，**因化學治療過程中**，人體的免疫能力難免會受到藥物作用的影響而下降，所以**不建議疫苗注射和化學治療同時進行**。化療療程之間可否接受疫苗注射、注射時機點則應與主治醫師討論，醫療團隊會根據個人體況、血球變化程度給予適合的建議。

至於，**預計接受手術或是剛接受完手術的病人**，由於部分病人接受完流感疫苗注射之後，會短暫出現不適症狀，容易和手術相關的臨床症狀產生混淆，因此如果病人要在這段時間內接受流感疫苗注射，**請務必與您的醫師討論**。

然而，除了注射疫苗能降低罹患流感的機會之外，正在接受治療的大腸直腸癌病人，都應該做好自我保護措施，如：勤洗手避免沾染病毒；在流感流行時必要時應戴上口罩及避免出入公共場所，減少病毒感染的機會；必要時應同時避免接觸已確定罹患流感或是有出現感冒症狀的親友。（文／陳建志醫師）

Q28 聽說，服用阿斯匹靈（Aspirin）可以預防大腸癌？且有助於減少大腸瘜肉的發生？

A 阿斯匹靈自早期的病例控制研究中，偶然發現能減少大腸直腸癌的風險，後繼許多研究也證實了阿斯匹靈及同類藥物，具有減少大腸瘜肉及大腸癌的效果。但實際在臨床上，到底醫師會不會建議病人使用阿斯匹靈來預防大腸直腸癌呢？以下有幾個問題要探討。

1. 來自「護理師健康研究」告訴我們，阿斯匹靈預防大腸直腸癌的效果，和劑量成正相關，也就是說服用愈高劑量，保護效果愈顯著；另外觀察到一個現象，需服用長期（10年以上）才能減少風險。不過阿斯匹靈是有副作用的，包括胃潰瘍、胃出血、腎毒性、出血風險等，在期待藥物的好處時，也要同時評估用藥的風險。

2. 在曾經被診斷大腸直腸癌並治療後的族群，有研究指出使用阿斯匹靈能減少復發及死亡率。醫學研究指出，腫瘤細胞有表現COX-2或是存在PIK3CA突變的病人，使用阿斯匹靈能降低腫瘤相關的死亡風險。未來需要隨機臨床試驗來證實這些發現，以做為建議病人用藥的依據。

3. 預防大腸直腸癌，不是只有服藥這個辦法。糞便潛血篩檢及大腸鏡檢查，經研究發現，是比服用阿斯匹靈性價比更高的預防方式。若一般民眾能依照衛生主管機關建議接受篩檢及大腸鏡檢查，比使用阿斯匹靈更能有效防治大腸直腸癌。有些學者指出，在無法規律接受篩檢的高風險族群，使用阿斯匹靈或許是一個合理的預防方式。不過這種情形下用藥需個案討論。

4. COX-2抑制劑雖然也可降低大腸直腸癌風險，而且具有較少的腸胃道併發症風險，但是因為研究發現此類藥物會增加心血管疾病風險，故以此藥物做為大腸直腸癌預防用藥，並非一個好的選擇。

5. 阿斯匹靈能預防心血管疾病，那麼若一般人服用，除了保護心臟，還能兼顧癌症預防，不是一舉兩得？在2022年美國預防專案組織（USPSTF）對這個問題的陳述如下：

　◆ 對年齡40～59歲無心臟病、無出血傾向且估計10年心血管疾病風險

10%以上的人，建議可個案討論是否使用低劑量阿斯匹靈；或許有好處，但是不多。

◆ 對於年齡60歲以上無心臟病史的人，不建議使用。

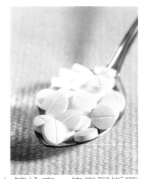

綜上所述，阿斯匹靈應用於預防大腸直腸癌，有許多方面要考慮，而且使用的劑量、時間長短也未達共識，對於高風險族群可能好處多於壞處，但是也未經大型隨機臨床試驗證實。東方人不像西方人容易發生血管栓塞，使用阿斯匹靈時也要特別注意人種差異所造成不同的出血風險。（文 / 黃一平醫師）

關於照顧者

Q29　家屬、朋友應如何扮演好照顧者或支持者的角色？

A　主要照顧者應充分瞭解病人的病情發展及各階段的治療流程，站在協助的角度提醒病人日常生活等注意事宜；站在醫護人員的立場，我們不建議照顧者提供另類療法給病人使用，如此反而會令病人為難。

此外，身為照顧者也應該瞭解照護是條漫長路程，因此當身心疲乏時，應主動告訴醫護人員，必要時我們會轉介社工師、身心科醫師來幫助紓解壓力。

Q30　是否一定要參加病友團體？

A　基本上「要不要參加」應由病人自己決定，我們是不會強迫病人一定要參加病友團體，但是病人可以藉由參加病友團體，經由經驗分享而更深入瞭解病情可能的變化及各種照護技巧，並藉由交流過程讓病人知道罹癌這段路程並不孤單。

Part 2 認識消化系統與大腸直腸相關疾病

認識消化系統

文／朱俊合（大腸直腸外科・資深主治醫師）

　　為了讓讀者更了解大腸直腸相關疾病，讓我們先來認識消化系統的運作過程——首先，我們會將口腔中的食物嚼爛，緊接著食物會經過「食道」，再進到「胃裡」。

　　食物於胃部會被不斷壓縮，之後，食糜在胃裡會繼續被胃液再消化一次，緊接著食糜離開胃部，進入了「腸道」。各器官所分泌的消化液會在腸道中和食糜混合，腸道同時會吸收身體所需的養分，至於身體不需要的殘餘物，就會被結腸擠壓濃縮到腸道末端的「肛門」，成為糞便排出。

認識胃腸道

　　消化系統是由**消化道**和**消化腺**組成。消化道又稱為**胃腸道**，由口腔開始，經過咽、食道、胃、小腸、大腸到肛門，主要由胚胎時期之內胚層分化而成，形成具有黏膜層、黏膜下層、肌肉層、及漿膜層的管狀構造，具有消化、吸收、運動及分泌等功能。

　　而消化腺則能分泌消化液以消化食物。

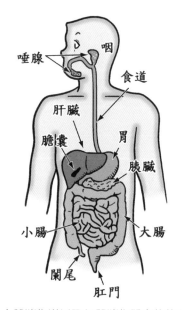

人體消化道以及相關消化器官的位置

胃：進行第一階段消化的重要器官

　　胃部上接來自食道的食物，往下把食物排空到十二指腸，位置大約在腹腔的左上方，外型類似酒囊袋狀呈「J」字型。

　　胃部雖然是屬於消化系統，但最主要功能並不是消化吸收食物營養素，而是將食物充分在胃部混合，將食物形成食糜，方便後續腸道吸收養分。

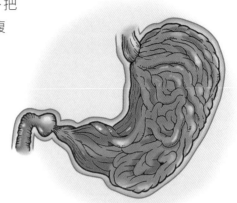

小腸：負責消化和吸收的器官

　　小腸上端與胃的幽門相通，連接十二指腸（小腸的起始端）、空腸（小腸的前半段）、迴腸（小腸的後半段），下端與大腸相連；小腸的長度約有 4 ～ 6 公尺。

　　當胃部的食糜開始進入小腸後，由小腸從中吸收身體需要的營養成分，再將食物殘渣及未被吸收的水分推入大腸。

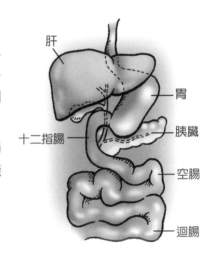

肝

胃

胰臟

十二指腸

空腸

迴腸

認識小腸

　　小腸管壁表面有環狀皺壁，皺壁表面上的黏膜分佈無數個突起的絨毛（Villi）進行消化和吸收的伸縮運動。食物在小腸裡面停留的時間較長，運用膽汁、胰液等消化液將大部分食物分解成可吸收的狀態。

大腸：負責吸收水分及排泄的器官

　　主要是由盲腸、結腸及直腸（包括肛門）組成，在腹腔彎曲成一個「ㄇ」字型，圍繞著小腸的周圍，上端與小腸連接，下端出口即肛門。依序為盲腸、升結腸、橫結腸、降結腸、乙狀結腸、直腸；總長度約 120 ～ 180 公分。

　　食物殘渣經小腸消化吸收後進入大腸，大腸會再吸收其中的水分和電解質，並且壓緊硬質殘渣，使得糞便得以排出體外。

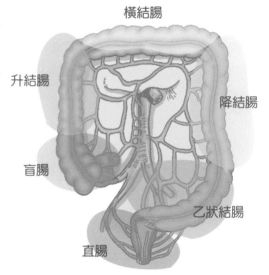

解剖學上來說，人體的小腸從右下腹開始進入大腸之後，依序分為盲腸、升節腸、橫結腸、降結腸、乙狀結腸、最後是直腸及肛門。

認識大腸的工作

- ·升結腸：吸收液態殘渣水分。
- ·橫結腸：能繼續吸收水分。
- ·降結腸：糞便漸漸形成固態。
- ·乙狀結腸：會暫時留住固態的糞便，直到腦部傳來訊息後，將糞便送往直腸。
- ·直腸：可以將訊息送回腦部，產生便意，排出糞便。

認識肛門的構造

　　乙狀結腸與直腸相接，其末端有一段 2.5 公分長的肛管，對外的開口就是「肛門」，也是消化道最尾端；而肛管齒狀線上方，有一環狀組織帶，為靜脈叢形成的軟墊，簡稱「肛墊」，能保護肛門括約肌並協助其完整閉鎖。

　　肛門的構造，又以「肛門括約肌」最常被提起，主要是因為它與排便有關，能遏止糞便移動，而肛門括約肌有「內括約肌」為平滑肌不受意識控制，而「外括約肌」為骨骼肌，可以受意識所控制。

　　肛門正常的生理功能中，75％是靠內括約肌的作用，25％是倚賴外括約肌。平常未排便時，肛門括約肌呈收縮狀態；如果肛門括約肌鬆弛或是神經支配受損，則會引起大便失禁。

大腸直腸及肛門常見疾病

便秘

　　臨床上針對「**便秘**」有一客觀定義：通常是指至少 12 個月未使用瀉劑的病人，並有下列兩種以上的症狀：

1. 每週的排便次數少於 3 次；

2. 有四分之一次以上的排便需要特別用力；

3. 四分之一次以上的糞便很硬，且排便後仍有排不乾淨的感覺。

　　至於，造成便秘的原因相當複雜，但大致可分為兩種：

・　**功能性便秘**：原因為水分攝取不足、纖維攝取不足、運動不足、情緒緊張、壓力過大、沒有定時排便的習慣或服用特定藥物。

・　**器質性便秘**：便秘的情形主要由腸道本身疾病（如腸黏連、腸阻塞、大腸直腸癌、大腸無力症、巨腸症）所造成，或由腸道外疾病（如子宮肌瘤、卵巢肌瘤、腹腔內腫瘤及骨盆腔出口阻塞症）壓迫腸道所致。

腸躁症

　　腸躁症是一種長期性且反覆發生的狀況，可能在任何時間發生一個或多個症狀，其常見症狀包括腹痛、便秘或腹瀉，甚至出現腹瀉與便秘交替的情形，不過腸躁症不會引起直腸出血。

　　這些症狀大部分起因於腸道痙攣或過度敏感，其發生原因目前依然不明。因腸躁症是一些症狀的集合，所以它的診斷須先排除其他疾病，治療上除了藥物幫助改善症狀，懂得生活調適並調整面對壓力的態度，才能真正減輕症狀。

大腸憩室症

　　大腸憩室是指往腸壁外突出的囊狀突起，產生的位置是在小動脈穿過腸壁處。大腸憩室症在西方人的發生率較高，而且常見在左側大腸部位，在華人則

好發在**右側大腸部位**，病因不明，但大部分與高纖食物攝取不足有關。

常見症狀為憩室炎及出血，然而，大部分的憩室平時並不會感覺到疼痛，僅有輕微不適的症狀出現，如間歇性腹痛、腹脹等。

急性大腸憩室炎發生時，會有劇烈的腹痛，合併發燒甚至局部性腹膜炎的出現，通常可以經由影像學檢查（常見為電腦斷層攝影）發現。一般及早投予抗生素治療便可緩解感染症狀，當急性憩室炎在數月內反覆發生時，應考慮以手術方式切除病灶位置。

在此要特別提醒，急性憩室炎發生時，通常難以與大腸癌區分，所以當急性憩室炎症狀消退後，務必再次求診相關次專科醫師，以排除惡性腫瘤的可能性。

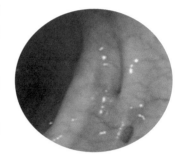

大腸憩室症

瘜肉

人體從食道至直腸都有可能出現瘜肉，而所謂的「**瘜肉**」泛指任何黏膜的突出物。依其病理組織可分為增生性瘜肉（hyperplatic polyp）、腺瘤（adenoma）、缺陷瘤（harmatoma）、發炎性瘜肉（inflammatory polyp）與其他（miscellaneous）等五大類。

「**增生性瘜肉**」通常較小且多發，常見於直腸與乙狀結腸，一般認為與大腸直腸癌較無關係。

「**腺瘤**」通常沒有明顯的症狀，常在體檢或大腸鏡檢時發現，目前認為大部分的大腸直腸癌是由腺瘤演變而來，腺瘤越大癌化的機會越高，因此大腸鏡檢發現瘜肉時，醫師都會順便把它切除並送病理檢驗，若是良性，就定期追蹤；若是惡性，就依惡性細胞侵犯深度來決定是否需要進一步治療。

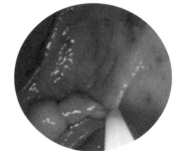

瘜肉

大腸直腸癌

大腸直腸癌的發生率在已開發國家較高，近幾年，在臺灣已成為發生人數最多的癌症，每年新診斷個案已超過一萬多人。好發年紀是 60 ～ 70 歲，男

女發生率相等。大腸直腸癌之發生原因是多重的，包括遺傳、基因突變、致癌物質、飲食習慣等交互作用而成。統計發現，大腸直腸癌大多數是由大腸腺瘤轉化而來。早期大部分都沒有明顯症狀，之後出現之症狀為血便、黏液便、細便、排便習慣改變、腹痛、體重因不明原因下降及不明原因貧血等，遇到以上症狀應迅速至醫院做進一步檢查。

大腸癌

　　若能早期診斷及治療，其預後是相當好的，因此，國健署現在有提供 50 ～ 74 歲民眾，每 2 年做一次免費糞便潛血檢查，若呈陽性反應則需進一步接受大腸鏡檢查，以早期發現癌症或瘜肉。

痔瘡

　　痔瘡一直是困擾著民眾的常見問題，以往以為痔瘡是肛門黏膜下的靜脈曲張所造成，但目前認為是原有的肛門軟墊（anal cushions）因為久站、久蹲、久坐或不良之排便習慣造成滑動，使得軟墊內的血管組織充血並突出肛門外，因此除了便秘會加重痔瘡症狀外，腹壓增加（如懷孕）或腹瀉皆會造成痔瘡。

　　依部位不同可分成「**內痔**」、「**外痔**」及「**混合痔**」。**內痔**位於齒狀線以內，無感覺神經支配，主要以解鮮血來表現，依嚴重度可分為四級，第四級是痔瘡一直在肛門外無法推回，第三級是排便後需藉外力推回，第二級是排便後自動縮回，第一級則不會突出肛門外。

　　外痔位在齒狀線以外，常以疼痛表現，特別是血管內有血栓時，更是疼痛。痔瘡不一定需要動手術，輕度病人可先用非手術療法，若是急性疼痛期卻不方便就醫時，可先溫水坐浴，每日 3 ～ 4 次，每次 10 ～ 15 分鐘，可減少肛門疼痛及收縮。值得注意的是，民眾千萬不要以為大便出血一定是痔瘡導致而自行治療，症狀未改善時還是需要到醫院做進一步的檢查。

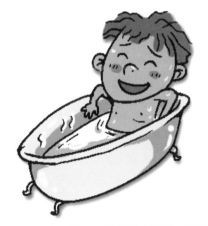

痔瘡急性疼痛期，可先採溫水坐浴，每日 3～4次，每次10～15分鐘。

肛門膿瘍及瘻管

　　膿瘍及瘻管是肛門周圍發炎性病變的不同階段表現，前者為發炎的急性期，後者是發炎的慢性期；也就是說，**膿瘍**是肛門腺體感染所造成，當膿找到出口流出後則形成瘻管。**瘻管**是屬於比較慢性的疾病，一旦形成很少能自然痊癒，治療是以手術為主。

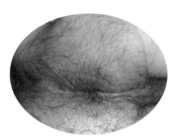

肛門周圍膿瘍

　　肛門瘻管依形成的位置不同，手術治療方式也不一樣，若瘻管位於肛門括約肌的外側，術後對肛門括約肌的功能可能有短暫的影響，所幸經過一段時間會完全恢復，因此，病人不需要太擔心。

　　肛門膿瘍常以疼痛腫塊來表現，有些病人甚至會合併發燒之情形，治療方式是將膿瘍引流完全，並視狀況給予抗生素治療。

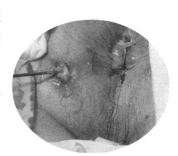

肛門瘻管

肛裂

　　肛裂是肛門的一種良性表淺潰瘍病變，而所謂的「**肛裂**」是指肛門內有裂口，位置通常在肛門後方中線部位，症狀為每當排便時就會感到劇烈疼痛，其原因可為硬大便造成反覆性裂開傷口或是因為肛門括約肌天生過度緊繃所造成。

　　病人只要多攝取高纖維的食物、溫水坐浴或是服用軟便藥物就能改善症狀，自然痊癒，嚴重者需以手術治療。

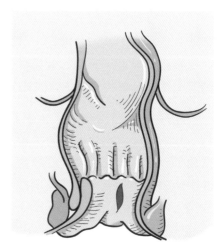

肛管內層的黏膜層的撕裂傷，常見發生在肛管後側中央的位置，稱為肛裂。

俗稱**菜花**，主要侵犯肛門及會陰部的皮膚，大小從筆尖至豆子般不等，這種疾病是人類乳突病毒藉由人與人直接接觸傳染所引起，雖然外科手術可以去除病灶，但無法有效徹底去除病毒，因此日後肛門疣還是會再出現。

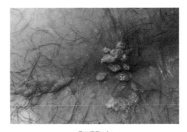

肛門疣

腸道健康處方

想要維持腸道健康，並預防發病或復發，必須重新檢視您的生活習慣，而保持腸道的功能和健康，需靠均衡的飲食、規律的進食時間、多攝取高纖食物、減少動物性蛋白及脂肪攝取、喝足夠的水分及規律的運動，纖維素有助於腸道蠕動，並吸收水分膨脹，可降低致癌物質與腸壁接觸時間。

纖維素是腸道的好夥伴，它可以解決許多腸道的困擾，因為纖維素可以促進腸道蠕動，所以可以解決惱人的便秘問題，同時又可以吸收水分，所以長期被慢性腹瀉（如腸躁症這種文明病）所困擾的忙碌都市上班族，多食用纖維素也可以改善症狀。

至於，肛門的保養平時要避免辛辣的食物，盡量不要熬夜，避免久坐、久站，養成固定排便的時間，排便時最好能速戰速決。

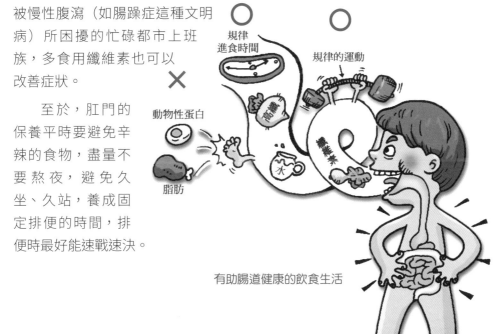

規律進食時間

規律的運動

動物性蛋白

脂肪

纖維素

有助腸道健康的飲食生活

大腸直腸癌的症狀

文／黃一平、朱俊合（大腸直腸外科‧資深主治醫師）

　　大腸直腸癌的症狀是多樣化的，且由於腸道黏膜本身並不具有感覺神經，所以在腫瘤初期時，病人往往沒有任何的不適，一旦出現下列任何症狀都須由醫師做詳細檢查、診斷，確定病因，因為有可能是癌症造成，也有可能是其他疾病所導致。

大腸直腸癌常見的症狀

　　從**解剖學**上來說，大腸是從右下腹的盲腸開始，經右側升結腸向上，再由橫結腸到左側，經由左側降結腸向下到左下側的乙狀結腸，腸道在肚子裡面繞了一個ㄇ字形，後接到直腸到達肛門。**生理功能**上來說，大腸直腸是用來吸收水分和電解質、儲存和排出糞便的管道。

　　由於，大腸管徑較粗，且腸道的黏膜層本身並不具有感覺神經，所以當腫瘤由黏膜層原發長出時，病人完全沒有任何不適感，也就是說，早期大腸直腸癌常沒有任何症狀，病人都是等到腫瘤變得較嚴重時，才會主觀地開始感覺到不舒服。但是當這些症狀開始出現時，也代表疾病的進展已經有一定的程度。

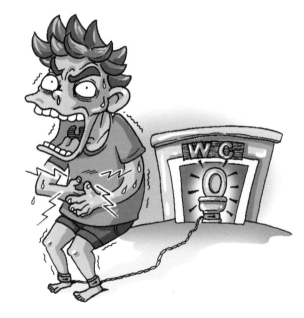

與大腸直腸癌相關的症狀有血便、腹痛、以及裡急後重等，常見病人抱怨一直有便意感，但是排便的量卻不多。

大腸直腸癌相關的常見症狀有：解便有血或黏液、排便習慣改變、大便型態改變、常有便意感且感覺糞便無法排空、腹部不適、腹脹、絞痛、原因不明的體重減輕、貧血、疲勞及虛弱等等。

左右兩側症狀大不同

一般來說，因腫瘤生長的位置不同，所引發的症狀也有所不同，主要可分為兩大類：

右側大腸及橫結腸

由於食物經小腸消化吸收後，在進入大腸時是呈現液態狀，所以右側大腸的腫瘤很少發生腸道阻塞的現象，但是若一旦連液態狀的食物殘渣都過不去時，臨床上便會發生非常嚴重的腸阻塞，症狀常常在幾天之內就進展快速，這樣的病人常常必須接受緊急手術切除病灶。

除此之外，右側大腸腫瘤最常見的症狀是**貧血**，由於腫瘤持續出血，血液混入液態狀的食物殘渣中，再經由大腸吸收水分，最後糞便成形時則完全無法察覺有血液存在，除非藉由糞便潛血檢驗才會發現。臨床上病人經常已出現貧血到有頭暈症狀，甚至臉色蒼白才就醫。

由於腸道的出血非常緩慢，所以病人貧血的症狀演進也很慢，以致於朝夕相處的家人會因此慢慢適應病人的變化而沒有警覺，常常是許久不見的親友來訪，才發現病人的臉色異常蒼白。

其他的症狀還包括右下腹**可以摸到腫塊**，這個腫塊不一定會讓病人覺得疼痛，但是會持續存在。有些病人因為腫瘤生長的位置在較靠上腹部的大腸肝曲部、或是近端橫結腸，會有覺得**間歇性的腹部絞痛**以及**脹氣**的現象。由於解剖學位置相近，某些病人會被當做胃痛來治療，加上接受胃鏡檢查後並無異狀，反而讓病人失去對症狀的警覺性，因而延誤了治療的時機。

左側大腸及直腸

大腸到了左側的降結腸之後，一方面腸道變得較為狹窄，另一方面糞便裡的水分也被慢慢吸乾，變成成形的糞便，所以一旦腸道中有腫瘤生長時，較容易導致有腸道部分阻塞的症狀出現。

有關阻塞的症狀，一開始可能是在排便之前覺得**腹部絞痛**，排便之後症狀便紓緩。漸漸的，除了頻率和嚴重度會慢慢增加之外，排便的型態也會開始不同，**從糞便慢慢變細，到持續性的水瀉**，這表示腫瘤造成可通行的腸道越來越窄，最後只剩水分可以通過。

要特別提醒的是，在症狀變化的過程中，病人可能會自行服用成藥，或是一些所謂的調理體質中藥，這些藥物中大多含有瀉劑，會有效緩和臨床上的腸阻塞症狀，讓病人誤以為問題已解決，這會延誤了就醫的時機。

如果腫瘤是位在較遠端的大腸，或是直腸，病人常見的症狀是所謂的「**裡急後重**」，

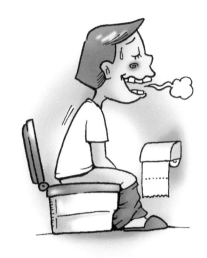

腸阻塞的症狀，在排便之前會有腹部絞痛的現象，排便後症狀便會緩解。

意思是說，病人常常會有便意感，會覺得很急著要上廁所，但是在馬桶上卻排不出糞便，或是僅僅排出一點點，但是很短時間內同樣的感覺又會出現，讓生活非常困擾。這是因為腫瘤不斷刺激腸道，甚至讓腸道誤以為腫瘤是糞便，而要將它排出所造成的結果。

此外，**出血**也是左側大腸和直腸腫瘤的症狀之一，但是由於左側大腸的糞便已成型，血液無法和糞便充分混合，所以會在馬桶中被肉眼明確辨識到，或是出現在擦拭的衛生紙上。民眾常常以為解血便是痔瘡所造成，因而忽略及早就醫，殊不知同樣是血便，痔瘡和腫瘤造成的出血仍有所不同，痔瘡出血常常是鮮血，且在糞便表面或是和糞便分開；而腸內腫瘤的出血，則顏色較暗沉且混在糞便內。不過，當腫瘤生長位置越靠近肛門口時，出血的表徵就和痔瘡越接近，難以區分。

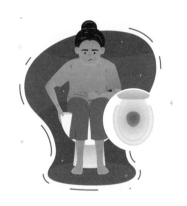

出血是左側大腸和直腸腫瘤的症狀之一。

沒有症狀是最常見的症狀

　　臨床上來說，罹患大腸直腸癌症的病人，當疾病發生初期時，最常見的症狀就是「**沒有症狀**」！基於早期發現疾病，早期治療的原則，單靠病人有症狀時才去求醫，常常會失去治療的先機。

　　根據統計，臺灣地區發生大腸直腸癌的病人中，有約 1/4~ 1/5 的病人是到了疾病的第四期才被發現。因此，要冀望能早期發現疾病，除了對較高風險的族群採取積極的**大腸鏡檢查**外，對於一般的大眾來說，**定期接受糞便潛血反應**的篩檢，是個簡單、安全、而且價格低廉的方式，根據文獻顯示，糞便潛血反應的檢查是發現早期的大腸直腸癌的有效工具。目前國民健康署提供 50 ～ 74 歲的民眾每兩年一次的「糞便潛血篩檢」。

大腸直腸癌的種類

文／黃一平（大腸直腸外科‧資深主治醫師）、陳建志（大腸直腸外科‧碩學主治醫師）

　　所謂癌症的種類，是指癌症細胞的組織來源為何。組織學上來說，大腸直腸的腸壁結構包括有黏膜層、肌肉層、漿膜層及分佈其中的淋巴、以及神經組織，而這些組織都有可能形成腫瘤。因此廣義的大腸直腸癌，乃是泛指所有從上述大腸直腸構造長出的癌症。

大腸直腸癌的種類

　　大腸直腸癌依其原發的組織來源不同，可以分為腺癌、黑色素細胞瘤、腸胃道間質腫瘤、淋巴癌、鱗狀上皮細胞癌、及類癌（神經內分泌癌）等，其中又以**腺癌占絕大多數**，約為95％。此外，由於大部分的大腸直腸惡性腫瘤都是腺癌，所以如果醫師沒有特別說明，一般所說的**大腸直腸癌**就是指**腺癌**。

　　以下將依照癌症種類的不同，針對疾病的臨床表徵、病程、治療方式、預後等，做簡單的介紹。

腺癌（Adenocarcinoma）

　　大腸直腸腸道的最內層是黏膜層，黏膜層本身富含許多的腺體組織，從這些腺體組織長出來的惡性細胞，便稱作腺癌。絕大多數發生在大腸直腸的癌症都是屬於腺癌，這也是醫學界投注許多資源研發新的治療方式的主要針對對象。雖然同樣是腺癌，但根據組織學特性的不同，還細分為許多不同的類型，譬如：分化程度不同、腫瘤內含黏液的比例不同、或是細胞來源種類不同等。

　　在針對腺癌的治療，一般來說「**手術**」是必要的步驟，再根據疾病狀況的不同，輔以「**放射線治療**」，或是「**化學治療**」。

淋巴癌（Lymphoma）

顧名思義，淋巴癌是指從淋巴組織中生長出來的癌症。臨床上來說，淋巴癌被認為是一種全身性的疾病，主要的治療選項是以**化學治療**為優先，而且效果一般相當不錯。除非是腸道內的腫瘤發生阻塞、破裂、或是控制不住的出血，才有必要以**手術**的方式切除腫瘤。某些特別類型的淋巴癌，除了「化學治療」以外，還必須輔以**放射線治療**。

鱗狀上皮細胞癌（Squamous Cell Carcinoma）

也稱作**肛門癌**，此種癌症細胞的來源是肛門口外緣的鱗狀上皮細胞，由於生長位置容易和低位的直腸腺癌混淆，所以務必以組織切片的病理診斷加以區分。

因為鱗狀上皮細胞癌對**放射線治療**的敏感性非常好，配合上適當的**化學治療**，大多數的病人都可以在合併放射和化學治療之後完全痊癒，不必接受手術切除病灶。除非是放化療之後，腫瘤沒有完全消失，或是一段時間之後再復發，這時候**手術**才有其必要性。

類癌（神經內分泌癌）（Carcinoid, or Neuroendocrine Tumor）

臨床上，這種腫瘤並不罕見，只是大多數類癌被發現時都是處於良性的情形。整段的大腸直腸都有可能發生類癌，不過一般較常見於直腸的位置。

一般來說，區分類癌是「良性」或是「惡性」，靠的是腫瘤的大小，小於一公分以下的類癌被認為是良性的，治療上只需要**局部切除乾淨**即可。大於兩公分以上的類癌，則被認為是惡性，也就是會持續變大、淋巴結轉移、以及隨著血液而發生遠端器官轉移，治療上必須採用大範圍的**根治性手術切除**。

臨床上的難題是化學治療或是放射線治療對於類癌都無效，**手術**是唯一治療惡性類癌的方法，所以一旦腫瘤轉移到其他器官，手術依然是唯一選項，少部分病人的類癌轉移到肝臟時，可以採用經肝動脈的**栓塞法**來治療，但通常只能延緩病情進展，鮮少可以治癒。

至於大小介於 1～2 公分之間的類癌，則是處於灰色地帶，無法明確界定

是惡性或是單純的良性，治療方式的選擇則需要醫師和病人充分溝通後，一起做決定。

腸胃道間質腫瘤（Gastrointestinal Stromal Tumor, GIST）

這種腫瘤是從腸壁的間質組織中長出來的，組織的內含物可能包括有肌肉、或是脂肪等。細胞的惡性程度是以顯微鏡下，細胞的分裂程度來決定。

手術切除病灶是治療這種疾病的第一選項，對於較大或多發腫瘤，手術切除不完全，或是手術後腫瘤復發的病人，術前或術後採用**口服標靶藥物治療**，如：Imatinib（Gleevec 基立克），通常也可以發揮控制疾病進展的效果，甚至在臨床上維持疾病穩定很長一段時間。

黑色素細胞瘤（Melanoma）

發生在腸道裡的黑色素細胞瘤非常罕見，這種惡性腫瘤的進展速度非常快速，很短的時間內就可以發生多處遠端器官的轉移，即使手術切除原發病灶後，疾病復發或是轉移的機率也很高。除了**手術**之外，近年來免疫治療藥物、信息傳導抑制劑等，能明顯改變病程及控制疾病，雖不保證治癒，但已經提供病人更好的治療機會。

為什麼會罹患大腸直腸癌

文／黃一平（大腸直腸外科‧資深主治醫師）、陳建志（大腸直腸外科‧碩學主治醫師）

　　許多病人當得知自己罹患大腸直腸癌時，都會對於自己怎麼會得到這個疾病而覺得困惑，很多病人甚至覺得自己不抽菸、不喝酒，也儘量多吃蔬果纖維，為何這個疾病仍然會發生在自己身上？

　　其實，目前醫界對於絕大多數病人罹患大腸直腸癌的原因是不明的，或者應該說可能的相關因子太多，除了已知的原因之外，還有許多像是環境污染、食物添加物、個人生活型態等，難以掌握的可能影響因素。以致於醫學界對這件事的成因尚沒有完整明確的了解，自然也不會有一勞永逸的方法可以預防它發生。

年齡因素：40～45歲開始

　　「年紀」是大腸直腸癌最大的危險因子，也就是說，大腸直腸癌好發於年紀大者。根據統計，一般人從 40～45 歲開始隨年紀增加而罹病風險上升，於 70 歲時達到高峰，至於男性和女性的疾病發生率方面，兩者並無明顯的差異。

「瘜肉─腺癌」：需要5～7年的時間

　　雖然大部分的大腸直腸癌形成原因不明，不過目前醫學界的共識是，大多數的大腸直腸癌都是從瘜肉（也就是良性腺瘤）轉變而來，這個轉變的過程並非在短時間內會形成，一般認為需要 5～7 年的時間。

　　這個所謂的「腺瘜肉─腺癌」演變理論，是目前醫學界認為大腸直腸癌的主要成因，研究顯示，這是個「多重因素」所造成的結果，包括基因、環境、飲食含致癌因子以及腸道發炎性疾病等，都會引發腸黏膜細胞的不正常生長、以致發生癌化。

病人在接受大腸鏡檢查時將瘜肉切除，被認為可以降低癌症的發生率，就是基於這樣的理論。同樣的，這個理論認為大腸良性腺瘤不會在短時間內轉變為癌症，所以一旦病人接受大腸鏡檢查切除了所有發現的瘜肉後，會建議病人再接受大腸鏡追蹤檢查。

「瘜肉」轉「腺癌」的演變過程

大腸直腸黏膜增生⇨良性腺瘤形成（管狀瘜肉⇨管狀－絨毛狀瘜肉⇨絨毛狀瘜肉）⇨腺瘤細胞變性（低度變性⇨中度變性⇨高度變性）⇨腺癌形成。

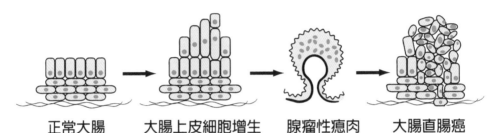

正常大腸　　大腸上皮細胞增生　　腺瘤性瘜肉　　大腸直腸癌

在正常的大腸黏膜層上發生細胞增生後，會變成腺瘤性瘜肉，之後原本良性的細胞發生變性，慢慢轉變成為惡性腺癌，一般認為這樣的過程需要五年的時間。

原生癌：成因不明，早期不易發現

一個來自日本的理論，則認為除了從良性腺瘤轉變而來的癌症以外，有另一種大腸直腸癌是從病灶一發生就是癌症，並沒有良性腺瘤的階段，稱為「**原生癌**（De novo Cancer）」。這種癌症的成因不明，除非藉由具有放大功能的大腸內視鏡定期檢查，要不很難早期發現。

臨床上，的確會有病例在短時間內演變出癌症（譬如說，去年大腸鏡檢查正常，但今年因為出現不適症狀就診，被發現有大腸癌），但是，是否就是這種罕見的癌症成因？並沒有明確的證據支持這樣的說法。這可以解釋為何部分病人在短期內發現大腸直腸癌，但近期大腸鏡檢查正常。由於此類患者少見，並不會因此建議一般民眾頻繁接受腸道檢查。

飲食與生活型態：過度攝取紅肉、纖維攝取不足、肥胖、缺少運動

　　流行病學的研究發現，過度攝取紅肉和動物性脂肪、纖維攝取太少，少吃蔬菜水果等，和發生大腸直腸癌有關。至於生活型態方面，抽菸、喝酒、肥胖、靜態生活習慣、或是越來越被重視的所謂「三高」代謝性症候群，同樣也會增加發生大腸直腸癌的風險。

　　有許多研究指出「第二型糖尿病」和罹患大腸直腸癌有很高的相關性，這兩種疾病有許多共通的危險因子，如肥胖及缺少運動。

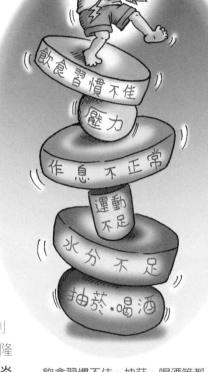

飲食習慣不佳、抽菸、喝酒等都有可能增加大腸直腸癌的風險。

潰瘍性大腸炎與克隆氏症：增加罹癌的機率

　　有兩種發生在大腸的發炎性疾病（Inflammatory Bowel Disease, IBD），也被認為會增加罹患大腸直腸癌的機率，分別是潰瘍性大腸炎（Ulcerative Colitis）和克隆氏症（Crohn's Disease），其中**潰瘍性大腸炎病人**罹患大腸癌的機率會較一般人高達約 30 倍，而**克隆氏症病人**的機率則高出 2~5 倍。

　　臨床上讓病人和醫師都困擾的是，這兩種大腸的發炎性疾病都無法被根治，只能**終生靠藥物控制症狀**，潰瘍性大腸炎的病人需要**每 1~2 年定期接受大腸鏡檢查**，以早期偵測癌症的發生，早期治療。

　　這兩種疾病較常見於西方白人族群，在東方國家並不常見。

大腸直腸癌與遺傳的關係

文／黃一平（大腸直腸外科・資深主治醫師）、陳建志（大腸直腸外科・碩學主治醫師）

　　大腸直腸癌發生的原因有很多，其中又以環境占相當重要的地位，但仍約有 20% 的大腸直腸癌其發生與基因遺傳有關。家族如有罹患大腸直腸癌病史，應定期至醫院檢查，及早發現、治療，增加治癒率。

遺傳性大腸直腸癌──家族遺傳傾向約占20%

　　當病人得知自己罹患大腸直腸癌時，最常詢問的一個問題之一，便是這個疾病會不會傳給下一代？自己的子女該如何小心預防或是早期發現？其實，大多數的大腸直腸癌皆為獨立個案，也就是說，致病原因並不是因為上一代留下的基因遺傳，這樣的病人約占 75%。

　　另有 20% 的大腸直腸癌，雖然具家族遺傳的傾向，但目前醫學界尚找不到致病的突變基因，被證實的**遺傳性大腸直腸癌症候群**約占 6%，其中**家族性多發腺瘤症**（Familial Adenomatosis Polyposis, **FAP**）占 1%，另一種是所謂的**遺傳性非多發瘜肉性大腸直腸癌**（Herediatary Non-Polyposis Colorectal Cancer, **HNPCC**），占了 5%。

　　雖然，大部分的大腸直腸癌是偶發性的，然而 **FAP** 與 **HNPCC** 卻是「顯性體染色體」遺傳的疾病，也就是說，病人的子女有 50~100％ 的機率會遺傳到此發生突變的基因。前者是因為先天上第五號染色體上的抑癌基因 APC gene（adenomatous polyposis coli）已發生突變，它所轉譯的蛋白產物可能會失去正常功能，造成細胞病變以致於產生大腸瘜肉及癌症；而後者則是源自於 DNA 複製時發生的微細配對錯誤，故又稱「配對錯誤修補基因」（Mismatch repair genes, MMR）；其中 hMSH2 或 hMLH1 的缺陷約占 HNPCC 的 70~90％，hPMS1 或 hPMS2 的缺陷約占 HNPCC 的 10~20%。當 DNA 複製時發生了微細配對錯誤，而細胞又無法有效的修補這些 DNA 時，細胞內會堆積一些長短不一的 DNA 序列，即所謂的高度微衛星不穩定性（microsatellite instability, MSI-H）的現象，造成抑癌基因如轉化生長因子 β 受體 II 型的（TGFβ II）產生突變，於年輕時（約 45 歲）發生癌症。

家族性多發腺瘤症 （FAP）——罹癌率百分之百

　　這種疾病的患者大腸內會有超過百顆的瘜肉（腺瘤）。這是一種顯性遺傳疾病，致病相關原因是來自於 APC 基因的突變。帶有此致病突變基因的病人，一般來說在 15 歲之前，就會有約 50% 的病人會開始產生腺瘤，首先是先出現在「**左側大腸**」和「**直腸**」，之後慢慢擴及整個大腸直腸。

　　根據研究顯示，這些病人終其一生，罹患大腸直腸癌的機會是 100%，瘜肉演變成為癌症的的年齡中位數約為 39 歲，但是也有約 7% 在 21 歲前就發展成為癌症。

　　另一種**多發瘜肉症 aFAP**（attenuated），同樣是顯性遺傳，但是由於基因突變的位置不同，所以臨床的表徵也有所差異。這群病人大腸裡平均約有 30 個腺瘤而已，而且發生位置較常見於「**右側大腸**」。瘜肉開始產生的年紀也比較晚，約為 25 歲，不過罹患大腸直腸癌的機會一樣是百分之百，疾病發展成為癌症的時間也會延後約 12~15 年。

■ 長期接受追蹤和監測

　　對於 FAP 病人的治療，在瘜肉發展成為癌症之前，將所有的大腸直腸切除是唯一可以阻止癌症發生的方法，但是什麼時間該建議病人接受手術，並沒有一定的準則，相關的決定因素也很多，尤其是這項手術過後，即使病人保留住肛門的功能（某些病人會需要永久性人工肛門），但是因為失去了大腸和直腸，所以排便習慣會非常的困擾，甚至影響原本的生活型態和工作選擇，所以須考量的問題層面很多，包括：家人或是環境的支持度如何？瘜肉大小和增加的速度等。

　　所以我們會建議病人應儘量與醫師保持良好的合作溝通，讓醫師可以掌握病人的情形，在最佳時間做出手術的建議。

　　家族性多發腺瘤症是一種症候群，也就是說，病人除了有大腸瘜肉變成癌症的困擾外，還會有其他良性和惡性的疾病可能發生，包括甲狀腺癌、胃部多發性瘜肉、骨瘤、類結締纖維瘤、壺腹癌或是眼底色素沉積等。其中有些疾病沒有任何傷害性，有些則是會危及生命。因此，即使接受手術切除了大腸直腸，病人仍須長期接受追蹤和監測。

這也是一種顯性遺傳的疾病，病人的大腸內常伴有數個或多個瘜肉，但個數不像 FAP 那麼多，這種大腸直腸癌症的特色是好發於「**右側結腸**」、細胞分化較差、具有微衛星序列不穩定（microsatellite instability, MSI-H）、腫瘤易有淋巴球浸潤，但相較於大多數的單發性大腸直腸癌來說，HNPCC 的病人預後較佳，此外，家族成員除了有大腸直腸癌外，也會有其他的癌症可能發生，包括子宮內膜癌、卵巢癌、胃癌、肝膽癌、小腸癌，輸尿管或腎盂的移形細胞癌。

臨床上診斷此病症主要依賴家族病史，最重要的診斷準則是「**阿姆斯特丹準則**」：

1. 家族中至少有三位親屬罹患大腸直腸癌。

2. 其中一位必須為另外兩位的一等親，而且至少影響連續兩代。

3. 其中有一位成員被診斷為大腸直腸癌時的年齡在五十歲之前，而且必須排除家族性多發腺瘤症。

定期接受檢查──留意大腸癌之外的癌症

由於以上的準則並沒有考慮大腸之外的疾病表現，而且在家族成員不多時其敏感度甚低。所以後來有了所謂的「**貝塞達準則**」（Revised Bathesda's criteria）產生，準則內容擴及大腸直腸癌之外的癌症，也加入了基因學相關的檢驗內容。不過目前臨床實務上，仍以較為簡略的「**阿姆斯特丹準則**」使用率較高。由於此家族遺傳癌症症候群的診斷，非常依賴家族病史的記載，臨床醫師如果沒有仔細詢問，常常會錯失診斷的時機。

另一方面，一旦病人被告知是 HNPCC 的家族成員，除了務必要終身接受大腸鏡的定期檢查之外，也要注意上述提到的其他癌症（女性成員則需常規接受婦科篩檢）。

遺傳基因檢測的必要性——基因諮商

目前臺灣地區少數有提供常規基因篩檢的醫療院所或是商業機構，因為基因的檢測並沒有所謂的正常值，即使檢驗出來相關的基因確有變異，也不一定會發病（APC基因的突變例外），在此要特別強調的不是基因篩檢，而是「基因諮商」的重要性。

「基因諮商」必須要多位家族成員參與，提供充分的家族病史資料，由諮商師（或是醫師）來判讀，之後給予相關的家族成員後續定期檢驗的建議，這才是臨床上可行的方法，貿然單獨接受基因檢測，可能造成受檢者的不必要的擔憂，或是接受了過度的醫療。

家族中曾罹患大腸直腸癌——家族成員罹病風險增加

還有一群大腸直腸癌病人，雖然沒有被發現相關遺傳突變的基因，但是在臨床上發現有強烈的家族史。臨床上我們可以觀察到，家族中有親屬罹患大腸直腸癌的話，相關家族成員罹病的相對風險也會增加。

一般而言，**家族中有 1 位一等親罹患大腸直腸癌，則本人罹患的機會相較於一般人來說，會上升 2~4 倍；若有 2 位一等親罹病則機率提高至 3~6 倍**（如下表）。因此這些有高危險因子的家庭成員應及早接受全大腸的檢查。

家族史	大腸直腸癌相對風險	在79歲前得大腸直腸癌的絕對風險
無家族史	1	4%
一位一等親患大腸直腸癌	2.3	9%
一位以上一等親患大腸直腸癌	4.3	16%
一位一等親患大腸直腸癌時年紀小於45歲	3.9	15%
一位一等親患大腸直腸瘜肉	2.0	8%

大腸直腸癌篩檢：糞便潛血檢查

文／黃一平（大腸直腸外科‧資深主治醫師）

依衛生福利部國民健康署公布的民國 110 年癌症登記資料，大腸直腸癌居全國癌症發生人數第二位，也是我國癌症防治的重要項目之一。早期的大腸直腸癌治癒率很高，據文獻統計，第一期的大腸直腸癌 5 年存活率超過 90%。

大腸直腸癌主要是由腸道內的腺瘤瘜肉癌化所造成，若能及早發現大腸瘜肉並切除，就有機會避免癌症形成。糞便潛血檢查就是一個針對大腸直腸癌的簡便有效篩檢方法。根據歐美國家研究顯示，實施糞便潛血檢查可以降低 30% 的腸癌發生率，主要就是因為能及早發現大腸瘜肉或早期癌症。

目前國內普遍應用的糞便潛血檢查，是用定量免疫法來檢測糞便中的血液。

認識潛血免疫法

衛生福利部國民健康署自 2004 年起，開始推動針對 50 ～ 69 歲民眾的大腸癌篩檢服務，並自 2010 年起納入預防保健服務項目，正式於全國推行，於 2013 年 6 月起將篩檢年齡調整為 50 ～ 74 歲。目前國健署補助的非侵入性篩檢是**免疫法糞便潛血檢查**（Fecal Immunochemical Test, FIT），每 2 年 1 次，並鼓勵陽性（糞便有潛血反應）個案接受大腸鏡檢查。

潛血反應免疫法是一種檢測糞便中是否含有肉眼看不見的血液的方法。它利用抗人血球凝集素，與糞便中的血液凝集反應來判別。

潛血反應免疫法的原理如下：

● 檢體中加入抗人血球凝集素。

- 若檢體中含有血液，抗人血球凝集素會與血液中的血球凝集。
- 凝集反應會導致試劑顏色變化，並形成絮狀物。

潛血反應免疫法具有以下優點：
- 簡單易行，準確性高，約為 80%。
- 靈敏度高，可以檢測少量的血液。
- 不受食物影響。
- 花費低廉。

免疫法糞便檢體採集步驟

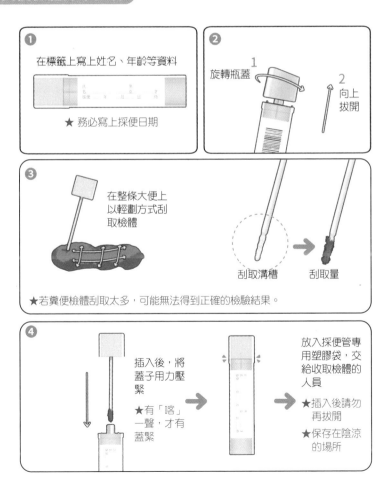

① 在標籤上寫上姓名、年齡等資料

★ 務必寫上採便日期

② 旋轉瓶蓋 1　2 向上拔開

③ 在整條大便上以輕劃方式刮取檢體

刮取溝槽　　刮取量

★若糞便檢體刮取太多，可能無法得到正確的檢驗結果。

④ 插入後，將蓋子用力壓緊

★有「喀」一聲，才有蓋緊

放入採便管專用塑膠袋，交給收取檢體的人員

★插入後請勿再拔開
★保存在陰涼的場所

　　根據國健署的統計資料，透過篩檢發現的早期癌（0 期及 1 期）可高達 94%；而及時接受治療，早期癌 5 年存活率高達 85%。科學實證研究顯示，定期接受篩檢，可有效降低大腸癌死亡率（50 ～ 69 歲符合大腸癌篩檢的民眾已降低大腸癌死亡率達 7%）。現階段國人的篩檢率大約為 4 成，而男性大腸癌的篩檢率比女性低。呼籲 50 ～ 74 歲符合篩檢的民眾應善加利用國家提供之糞便潛血檢查，定期篩檢可明顯降低腸癌導致的健康危害。

　　儘管免疫法糞便潛血檢查對於大腸癌敏感度可高達 80%，但有些腺瘤與早期癌可能因為只有輕微出血而未被糞便潛血檢查偵測到。有少數腸癌病患，其糞便潛血檢驗為陰性，如果民眾有排便習慣改變、肛門出血或其他異常症狀，仍建議詢問醫師，並安排適當的檢查。

生物標記檢測尚待普及

　　由於大腸癌基因變異的研究越來越成熟，加上分子檢測技術不斷在精進，因此越來越多研究團隊嘗試從糞便或血液檢測生物標記來偵測大腸癌或腺瘤，希望能有更高靈敏度與專一性的篩檢方法，其原理是腫瘤在生長過程中會不斷有細胞脫落，這些細胞會進入血液或隨著腸腔內的糞便排出體外，因此血液或糞便中會有癌細胞的基因片段，透過分子診斷技術，分析腫瘤相關的突變基因，就能檢測腫瘤，例如多基因糞便去氧核糖核酸檢查（Multitarget stool DNA, mtsDNA）、糞便小分子核糖核酸檢查（stool miRNA）及血液中的循環腫瘤去氧核糖核酸（circulating tumor deoxyribonucleic acid, ctDNA），然而礙於實驗室的設備以及費用等因素，廣泛用於篩檢仍有一段距離。

110 年國人10大癌症發生率

發生人數 序位	原發部位	個案數	標準化 發生率	年齡 中位數	標準化 死亡率
1	肺、支氣管及氣管	16,880	39.7	67	22.2
2	大腸	16,238	38.4	67	14.6
3	女性乳房	15,448	82.5*1	57	13.8
4	肝及肝內膽管	10,775	25.0	68	17.9
5	口腔、口咽及下咽	8,211	21.6	59	8.5
6	攝護腺	7,481	35.3*2	72	7.5
7	甲狀腺	4,626	14.7	50 0.4	7
8	胃	4,060 (3,306)	9.3 (7.5)	69 5.0	8
9	皮膚	3,954	8.7	74	0.7
10	胰臟	3,190	7.4	68	6.0
	全癌症	121,762	306.5	64	118.2

資料來源：衛生福利部國民健康署

110年**男性**10大癌症發生率

男性發生 率序位	原發部位	個案數	標準化 發生率	年齡 中位數	標準化 死亡率
1	大腸	9,297	47.1	66	18.4
2	肺、支氣管及氣管	8,961	44.5	68	30.7
3	口腔、口咽 及下咽	7,387	40.4	58	16.5
4	肝及肝內膽管	7,448	37.6	66	26.8
5	攝護腺	7,481	35.3	72	7.5
6	食道	2,614	13.7	60	9.7
7	胃	2,413 (2,053)	11.8 (10.0)	68	6.7
8	皮膚	2,127	10.3	73	0.9
9	白血病	1,588	10.0	63	3.7
10	非何杰金氏淋巴瘤	1,727	9.4	66	3.7
	全癌症	63,723	330.8	66	154.0

資料來源：衛生福利部國民健康署

110年**女性**10大癌症發生率

女性發生率序位	原發部位	個案數	標準化發生率	年齡中位數	標準化死亡率
1	女性乳房	15,448	82.5	57	13.8
2	肺、支氣管及氣管	7,919	36.0	66	15.0
3	大腸	6,941	30.7	68	11.3
4	甲狀腺	3,497	22.1	50	0.5
5	子宮體	3,181	17.0	57	2.3
6	肝及肝內膽管	3,327	13.6	72	10.0
7	卵巢、輸卵管及寬韌帶	1,793	10.2	55	3.3
8	皮膚	1,827	7.3	76	0.5
9	胃	1,647 (1,253)	7.2 (5.4)	69	3.6
10	非何杰金氏淋巴瘤	1,438	7.1	66	2.5
	全癌症	58,039	288.4	63	87.1

資料來源：衛生福利部國民健康署

肛門指診

文／朱俊合（大腸直腸外科‧資深主治醫師）

　　大腸直腸癌初期大都沒有症狀，而醫師在聆聽病人的主訴之後常會借助一些檢查工具，以確定癌症的存在，甚至分期。而完整確實的肛門指診，除了可以偵測直腸腫瘤外，還可以發現許多其他的訊息，包括肛門周圍發炎性疾病的偵測、男性攝護腺的檢查，或是女性骨盆腔的疾病等。

認識肛門指診

　　許多民眾一聽到要肛門指診，總會露出羞愧的表情，甚至斷然拒絕，然而「**肛門指診**」是診斷肛門直腸疾病**最簡單且最有效的方法**，而且食指可檢查到約離肛門口 10 公分以內的直腸癌，約占所有大腸直腸癌的 10%，因此肛門指診是必要且重要的檢查。也許檢查過程中病人會覺得不太舒服，不過肛門指診對直腸癌的診斷的確具有相當的價值，因為，大部分的直腸癌都是在醫師手指可以達到的範疇。

檢查相關注意事宜

　　一般來說，檢查過程中，病人會覺得非常不舒服，有的病人甚至會有強烈的便意感，尤其是年輕男性，因肛門括約肌強度較緊，不舒服的程度也會隨之上升，所幸檢查時間並不長，一般僅持續約 10 ～ 20 秒之間。

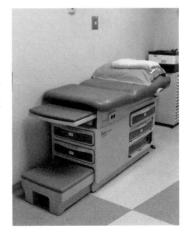

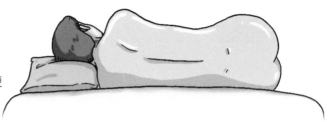

病人成左側臥的姿勢，以方便醫師做肛門指診的檢查。

● **檢查前**：檢查進行時，醫師會請病人「左側臥」，病人需將褲子半脫至膝，露出臀部及肛門，兩腿併攏屈膝於腹前，臀部盡量靠向檢查台邊緣。

● **檢查時**：醫生會先詳細檢視病人的肛門周圍，觀察表皮是否健康，有無贅皮、痔瘡、膿液分泌口或是異常凸起物。緊接著醫師會將檢查部位抹上潤滑劑充分潤滑後，以食指插入病人肛門內，除了可感覺肛門直腸內有無硬塊及壓痛點外，骨盆腔內的器官如子宮及攝護腺亦需檢查，此外腹膜前凹處及直腸外兩旁有無異常腫塊，亦是檢查的重點。

待食指探查完畢後，再配合拇指以兩指方式檢查肛管周圍有無硬塊。

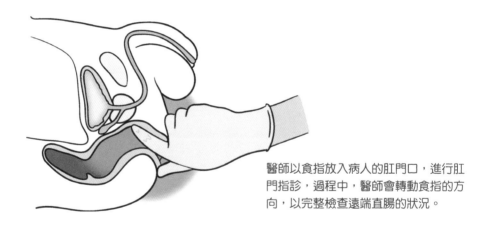

醫師以食指放入病人的肛門口，進行肛門指診，過程中，醫師會轉動食指的方向，以完整檢查遠端直腸的狀況。

血液腫瘤標記檢查

文 / 朱俊合（大腸直腸外科・資深主治醫師）

　　腫瘤指標一般可用來對某些腫瘤進行偵測、診斷或是分期。但是不能單憑腫瘤指標升高就診斷有腫瘤發生，必須同時配合其他影像學的評估，最後依據病理組織切片的結果方能確認診斷。

認識腫瘤指數

　　腫瘤指數是指身體內某些疾病發生時，例如癌症，細胞會分泌較多的「不正常」蛋白質或是多醣體進入血清裡面，用儀器去測定這些物質的量，稱之為**腫瘤指數**，這些物質身體裡原本就有，但是在有疾病存在的情形下，數值可能會超過一般人的參考值（或稱正常值）。

　　常用於大腸直腸癌的腫瘤指數是**癌胚抗原**（Carcinoembryonic antigen, CEA）及**癌相關抗原 19-9（CA19-9）**，然而癌胚抗原並不是一個特異性高及敏感性高的檢查，常有民眾以為癌胚抗原指數正常，就沒有大腸癌；或是癌胚抗原指數異常，就是罹患大腸癌，這是個錯誤的觀念。因為只有 50 ～ 80% 的大腸直腸癌病人的癌胚抗原會升高，而且吸菸、慢性阻塞性肺病、非小細胞肺癌、慢性肝炎、肝硬化、其他消化道癌症及乳癌也會造成癌胚抗原上升。

　　因此，癌胚抗原並不適用於癌症篩檢或是診斷早期癌症。它主要是作為癌症治療後的追蹤指標，如果病人在接受治療前的指數是高於正常值，而在接受治療之後指數逐漸下降，代表治療有效果；如果追蹤的過程中指數逐漸上升，則代表病情沒有獲得控制或是復發。

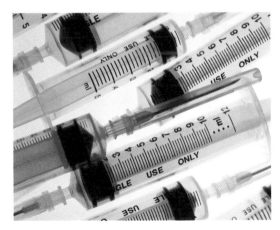

一般來說，癌胚抗原（CEA）及癌抗原（CA19-9）兩種相關的癌症指數會在治療結束後，追蹤期時定期檢驗，約 3～6 個月檢測一次，有時數值上升時也並不代表疾病確定復發，通常會需要在一個月後再檢查一次，若指數呈持續上升的現象，才需審慎考量安排其他進一步的檢查，來確認指數上升是否和疾病復發相關。

因此，民眾並不需要過度執著於單一數值的高低，應由醫師依照臨床的判斷給予必要的檢查。

血液腫瘤標記解讀

項目	參考值*	可能原因
CEA	＜5.0ng／mL	・大腸癌、胰癌、胃癌、肺癌、乳癌、甲狀腺髓質癌。 ・非惡性化病灶：抽菸、消化性潰瘍、發炎性大腸病、肝硬化、慢性肺疾病、胰臟炎、甲狀腺功能低下等。
CA19-9	＜37U／mL	・大腸癌、胰癌、膽管癌、胃癌等。 ・非惡性化病灶：慢性非酒精性肝疾病、慢性胰臟炎、糖尿病、間質性肺疾病等。

註：*參考數值依各醫院所訂定數值為準

大腸內視鏡檢查與乙狀結腸鏡檢查

文／陳建志（大腸直腸外科‧碩學主治醫師）

　　大腸直腸的檢查方式有許多種，除了「X 光影像學檢查」以外，「大腸內視鏡檢查」是可以提供檢查者清楚的直接目視影像，而且具有許多附加功能的檢查方式。但由於這項檢查具有侵入性，加上人體大腸直腸的結構有多處彎曲，所以病人在沒有麻醉的情形下接受檢查時會感覺非常不舒服，難免產生恐懼感而卻步。

　　我們希望藉由以下的說明，讓讀者對大腸內視鏡檢查有更多的認識。

認識大腸鏡檢查

　　顧名思義，所謂「**大腸內視鏡**」，就是指對大腸直腸的管腔內部，直接以視覺影像來做檢查。檢查的工具是一條長約 120 ～ 150 公分的軟式內視鏡，探頭的部位除了有可轉動的精密光學鏡頭外，同時還有一個可以伸入輔助工具的管道口。

　　內視鏡在腸道內前進時，為了將管腔撐開以便檢驗，會不斷灌注氣體進去（一般為空氣或是額外準備的純二氧化碳），同時藉由探頭發出的主動光源照明，鏡頭將攝錄所得的影像經由電腦主機處理過後，將放大的腸道內部影像呈現在螢幕上。

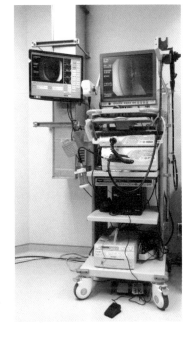

　　大腸內視鏡可以檢查到的腸道範圍包括所有的大腸直腸，甚至可以深入到部分的末端迴腸。所謂的「**完整大腸鏡檢查**」是指檢查深度到達大腸與小腸的交界處，或稱為盲腸的位置。

　　藉由大腸內視鏡可以發現的疾病包括：大腸瘜肉、大腸憩室、腸黏膜血管異常增生、大腸惡性腫瘤等。同時藉由大腸鏡上的工具管道，可以對上述的病灶採取治療的步驟，譬如：瘜肉切除、燒灼止血、或是對疑似惡性的腫瘤組織採樣。

基本上，醫學上任何的侵襲性步驟都會有相關的風險性，大腸內視鏡檢查也不例外，尤其是合併上述的治療性步驟時，產生併發症的機率也會隨之上升。

接受大腸內視鏡所可能產生腸道破裂，或是出血的風險，機率約為萬分之六至百分之三之間。影響風險機率高低

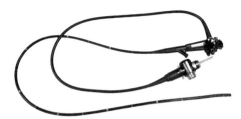

大腸鏡檢查的工具是一條120～150公分的軟式內視鏡。

的因素很多，包括腸道是否準備完全、腸道的彎曲度、是否有腫瘤、是否做瘜肉切除以及醫師的操作技術成熟度等。

所以臨床上當醫師建議病人接受大腸鏡檢查時，都會依據每個病人風險程度不同，做相關的檢查前解釋。

檢查前的準備

將腸道裡的糞便清除乾淨，是達成完整有效的大腸內視鏡檢查的必要條件。在檢查前服用藥物將腸道裡的糞便排除乾淨，一般稱為「**腸道準備**」。

每家醫院所訂定的腸道準備流程並不一致，以下為本院在做大腸內視鏡檢查前的腸道準備方法：

檢查前一日	
時間	注意事宜
早餐及午餐	食用「低渣食物」，避免高纖以及油炸等不易消化的食品。
中午12點過後	只能食用無渣飲料，禁止牛奶、養樂多、以及顏色較深的飲料。
晚上6點時	將45ml的Fleet（商品名）加飲料或水300ml在30分鐘內喝完，之後應補充水分約1,000～1,500ml，同時配合服用消脹氣藥丸兩顆。

檢查當天	
時間	注意事宜
早上5～7點時（配合當天檢查時間）	將30ml的Fleet（商品名）加飲料或水200ml，務必於30分鐘內喝完，並同時配合服用消脹氣藥丸兩顆。

▦ 可食的低渣食物選擇表

食物類別	可食的食物
奶類及其製品	無
肉、魚類	去皮／筋的燉肉，如絞碎、 剁碎、煮爛的瘦肉／魚等。
蛋類	蒸蛋、水煮蛋，避免油炸、油煎等方式。
豆類及其製品	加工精緻的豆製品，如豆漿、 豆腐、豆花等。
五穀根莖類	精緻的穀類及其製品，如米飯、 稀飯、麵條、土司。
水果類	各種過濾果汁。
蔬菜類	各種過濾蔬菜汁。
油脂類	各種植物油、動物油及其製品，但要避免過於油膩，以清淡為主。
點心類	清蛋糕、餅乾。

大腸內視鏡檢查與乙狀結腸鏡檢查

認識無痛內視鏡檢查

大腸直腸的解剖學構造上有許多彎折處，大腸內視鏡在管腔內前進時，由於異物對腸道壁的擠壓和所灌注的氣體，可能會引起病人很劇烈的疼痛和腹脹感。為了減少病人在檢查過程中的不適感，目前大部分的醫院會建議病人接受所謂的「麻醉」。

然而，接受內視鏡檢查過程中的「**麻醉**」，和一般大眾所熟知的手術麻醉並不相同。簡單來說，內視鏡檢查的麻醉主要是希望藉由靜脈注射的藥物達到三個目的——進入熟睡、減低疼痛感以及忘記檢查過程中的不愉快感。

麻醉前和過程中都需要麻醉醫師及麻醉護理人員的評估和監測，以保障病人安全。且由於目的不同，所以病人在接內視鏡檢查的麻醉時，並不會像接受手術時的全身麻醉一樣完全昏迷，病人在檢查過程中，基本上是可以遵照醫師的指令（如：翻身），也會對痛覺有反應，但是在檢查完成後對這段記憶會很模糊或是完全喪失。

認識乙狀結腸鏡檢查

硬式乙狀結腸鏡是一個相當古老的檢查工具，主要的好處是方便醫師在門診用來做初步的檢查，或是用來測量某些直腸癌與肛門口的確切距離，目前多採用「**軟式大腸內視鏡**」取代。

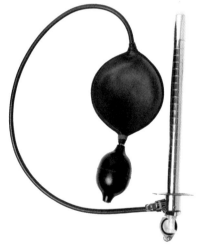

一般來說，大腸內視鏡只深入到距離肛門口 60 公分處，便稱為「**軟式乙狀結腸鏡檢查**」，通常是針對症狀上較傾向於懷疑病灶位在左半側大腸的病人。

硬式乙狀結腸鏡檢查約20公分長，
方便醫師在門診做初步的檢查。

內視鏡黏膜下腫瘤剝離術及大腸支架置放術

文／黃一平（大腸直腸外科・資深主治醫師）

大一般在進行大腸鏡檢查時，若發現有瘜肉，醫師就會考慮是否執行切除術。若是小的瘜肉或是和腸道黏膜連接處呈細柄狀，因切除傷口小，可使用金屬套環切除，如果瘜肉形態扁平或是接觸黏膜面積較大，那就需要特殊的方式來處置。

金屬套環切除術

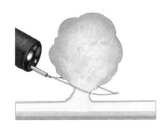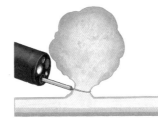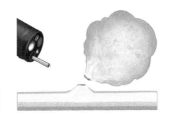

內視鏡黏膜下剝離術

內視鏡黏膜剝離術（Endoscopic Submucosal Dissection, ESD）是一高技術性內視鏡治療手段，可以用來切除消化道黏膜下層的腫瘤或病變。ESD 的發展，代表了消化道腫瘤治療的重大進步，大幅提升了早期消化道腫瘤的切除率和治癒率。

ESD 的發展可以追溯到 20 世紀 80 年代。當時，日本的內視鏡醫師開始嘗試利用內視鏡切除消化道腫瘤。然而，早期的 ESD 技術仍不成熟，切除率和治癒率並不理想。20 世紀 90 年代，ESD 技術開始快速發展。日本的內視鏡醫師研發了多種新的 ESD 技術，包括：

● **高張注射液**：利用高張液體將腫瘤或病變與下方的腸壁肌肉層分離，使腫瘤或病變更容易切除。

● **黏膜下層剝離刀**：利用黏膜下層剝離刀將腫瘤或病變和腸壁分離。

● **止血裝置**：包括電燒止血鉗及止血夾。

- **沖水幫浦：**可經內視鏡加壓沖水，讓切割處清晰可見，並可協助找出血點。

這些新技術的發展，大幅提升了 ESD 的切除率和治癒率。

21 世紀以來，ESD 技術的發展更加迅速。隨著內視鏡技術的進步，以及新型內視鏡設備和器械的研發，ESD 的應用範圍不斷擴大，包括：

- **早期消化道癌：**ESD 是治療早期消化道癌的首選方法。ESD 可以完整切除腫瘤，並保留正常的黏膜組織，降低復發率。

- **大腸瘜肉：**ESD 可以用來切除扁平大腸瘜肉，包括腺瘤瘜肉和原位癌。ESD 可以完整移除黏膜腫瘤，免除腸道切除手術。

- **消化道黏膜下病變：**ESD 可以用來治療消化道黏膜下肌肉病變，包括咽食道憩室、食道下括約肌放鬆功能障礙等。

近年來，ESD 已經成為消化道腫瘤和良性病變的標準治療方法之一。ESD 的發展，為早期消化道腫瘤的治療提供了新的選擇，並降低了早期消化道腫瘤的開刀比率，並達到相近的治療效果。

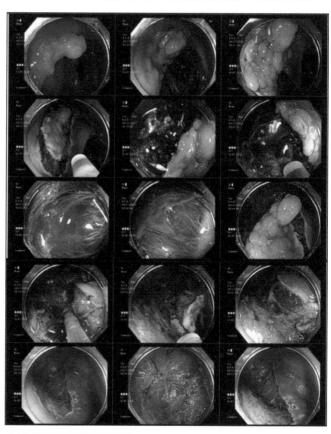

大腸鏡黏膜下剝離術實例

大腸支架置放術

大腸支架置放術是一種可用於治療大腸阻塞的內視鏡手術。支架是金屬材質，形狀呈管狀，形成一網狀的結構，具自動擴張的機能。

大腸支架的適用情況包括：
- 大腸癌造成的腸道阻塞
- 其他原因造成的腸道狹窄或阻塞，例如炎症性腸病、憩室炎、結腸瘜肉等
- 手術後的腸道狹窄

大腸支架置入手術通常在門診進行，不需要全身麻醉。醫生會將一根帶有支架的內視鏡放入腸道中，然後將支架放置在狹窄或阻塞的部位。支架會自動擴張，撐開腸道使其恢復通暢。

大腸支架置入手術後，患者可能會出現腹痛、腹脹、腹瀉等症狀。這些症狀通常會在幾天內消失。

大腸支架的特點是在腸道阻塞時，不需經人工肛門手術，而達到腸道減壓的效果。如果病人是因為腸癌造成阻塞，放置支架改善腸阻塞，能讓之後的腫瘤切除手術更安全，是大腸阻塞病人的另一個選擇。

大腸支架的優點與風險

優點	風險
• 手續相對簡單，不需要全身麻醉 • 可以快速緩解腸道阻塞的症狀 • 可以避免手術的風險，例如感染、出血、傷口疼痛等	• 支架可能會脫落或移位 • 支架可能會引起腸道穿孔 • 支架可能會影響腸道功能

大腸金屬支架術

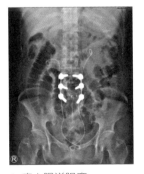

1. 病人腸道阻塞

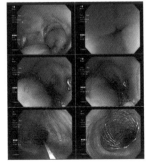

2. 內視鏡發現直腸阻塞處，放置支架

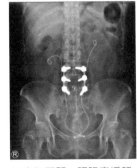

3. 支架展開，腸阻塞緩解

下消化道X光攝影

文／林湘怡（放射診斷科・資深主治醫師）

　　「下消化道攝影」是針對大腸的特殊X光檢查，其檢查的範圍包括直腸、乙狀結腸、降結腸、橫結腸、升結腸、盲腸及闌尾。主要是藉由「鋇劑」的襯托、空氣的對比以及利用各種角度的X光攝影，而清楚完整地看到大腸管腔和黏膜的變化。

認識下消化道X光攝影

　　下消化道X光攝影是針對大腸與直腸進行的X光檢查，用於診斷影響大腸功能的疾病。經由肛門將一軟管放入直腸，緩慢注入鋇劑，接著注入空氣將腸道撐開，因在腸道內的鋇劑會阻擋X光穿透，而將腸道內壁的變化在X光攝影下顯現出來，找出腸道狹窄、發炎或憩室的位置。此項檢查亦可幫助改善腸套疊的症狀。因此，當病人有大便習慣改變、貧血或不明原因的體重減輕時，醫師會利用此項檢查來診斷病因。

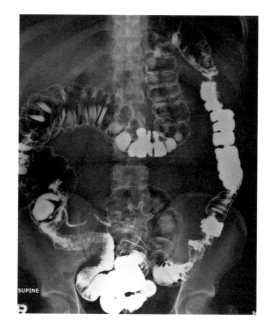

　　隨著具有更好敏感性和特異性的內視鏡和電腦斷層掃描結腸成像的使用增加，雙重對比顯影（DCBE）的鋇灌腸的使用已經減少。目前已不再建議將下消化道X光攝影作為大腸癌篩檢與診斷的選擇，甚至在某些醫院已不再進行此檢查，而用電腦斷層掃描結腸成像（Computed tomography colonography）代替。

檢查相關注意事宜

下消化道 X 光攝影檢查過程可能會有些不舒服，但通常不會持續很長時間。較多受檢者抱怨做下消化道 X 光攝影檢查，最不舒服的反而是檢查前，進行腸道清潔的部分。很多人不喜歡瀉藥的味道，喝大量的水也很難受，頻繁的排便更是累人。

有些人於檢查結束後仍會感覺肛門部位不舒服，這時可以利用「溫水坐浴」或「局部塗抹麻醉藥膏」緩解不適症狀。

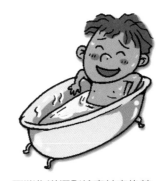

下消化道攝影檢查結束後若感覺肛門部位不舒服，可利用溫水坐浴，緩解不適。

禁忌

如果你已經或可能懷孕，或對乳膠或鋇劑過敏，則不適合進行此項檢查。此外，若最近（指 1 ～ 2 周內）已進行了上消化道鋇劑攝影，或剛作過大腸內視鏡切片或手術，則須間隔一段時間（內視鏡切片後 1 ～ 2 周；腸道手術後 3 個月）才能進行此項檢查。

• **檢查前：** 在進行檢查之前需要徹底清除大腸的糞便，因為即使是少量的糞便也會影響檢查的準確性。一般建議在檢查前 1 ～ 3 天改吃流質飲食，然後在檢查前一天傍晚開始服用瀉藥來清空你的腸子，直到排出的是澄清的液體沒有任何糞便顆粒為止，建議服用瀉藥後仍要大量補充水分（約 800 ～ 1,000 cc）以避免產生腹痛、脫水或電解質不平衡的症狀。

• **檢查時：** 整個檢查的進行需時約 30 ～ 45 分鐘。

1. 剛開始檢驗師會請受檢者趴在透視攝影機的檢查台上先照一張腹部X光片。

2. 然後請受檢者向「*左側睡*」，膝蓋朝向腹部彎曲使身形如「*蝦米*」一般，護理師會在受檢者的肛門附近塗抹含

服用瀉藥後仍要補充大量水分，以避免產生腹痛、脫水等症狀。

下消化道Ｘ光攝影

093

止痛藥的潤滑劑，然後輕輕的將一軟質灌腸管插入到受檢者的直腸，接著請受檢者再轉回「趴睡」的姿勢，同時將檢查台頭側高度下降使受檢者的頭部高度略低於腳，並慢慢從肛門打空氣入大腸，讓鋇造影劑慢慢流進受檢者的結腸。

3. 這時為了避免鋇劑流出肛門，醫護人員會建議受檢者**收緊肛門括約肌**，或採取**緩慢地深呼吸**也可能有幫助。有時醫生會將灌腸管末端的小氣球打開以幫助受檢者將鋇劑留在腸道內，或可能會給予注射藥物，以減輕腸道抽筋的現象。

4. 這時醫生會從X光透視顯示器螢幕上觀察鋇劑的流動，同時會要求受檢者**轉向不同的方位，並且調整頭部的高度**，以幫助鋇流過大腸，並從不同方向（側面、正面和背面等）照相。

5. 當檢查完成後會立即移除「灌腸管」，受檢者可到廁所盡可能排除鋇劑與空氣，有些受檢者可能需要在排便之後再照一或兩張額外的腹部X光片。

- **檢查後：**檢查結束後，請恢復正常飲食，同時建議要多喝液體，以補充因腹瀉流失的水分與電解質，並幫助排出剩餘的鋇劑清除腸道。檢查後 1～2 天的大便可能會暫時呈現白色或粉紅色，請不要擔心。

注意事項

　　下消化道X光攝影是一項相當安全的檢查，極少數的受檢者可能發生腸阻塞、發炎、結腸肉芽腫或腸穿孔等併發症，其中「腸穿孔」是一種較為嚴重，但非常罕見的併發症。此種情況多半可能因為受檢者本身的腸壁因發炎性腸道疾病、潰瘍性結腸炎或克隆氏症等變薄或已有小傷口破損，以致於灌腸的壓力使脆弱的腸壁破裂，使得腸內容物與鋇劑流入腹腔。若不立即治療就會引發腹膜炎，因此需要緊急手術治療。

　　檢查結束後若出現嚴重腹痛、出血、2天後仍未排便、發燒等症狀，必須儘快與醫師連絡並回醫院檢查。

電腦斷層攝影

文／林湘怡（放射診斷科·資深主治醫師）

　　所謂的「**電腦斷層攝影**」就是將 X 光球管環繞著人體掃描取得資料後，經過電腦重組的影像。它可以將身體每個部位精確的構造影像呈現於電腦螢幕上，是一項既安全又快速，而且疾病診斷準確性高的檢查。

認識電腦斷層攝影

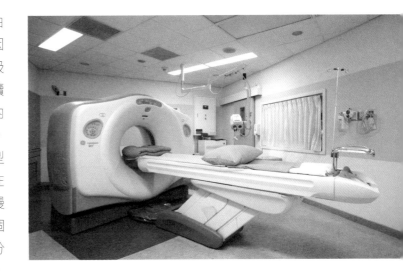

　　電腦斷層攝影是藉由連續的 X 光掃描身體，因不同組織器官對 X 光的吸收程度不同，而得到連續的影像，精確顯現身體內部不同層面構造的變化。檢查的機器很像一個大型的甜甜圈，受檢者平躺在甜甜圈中心的平台上緩慢前後移動接受掃描；整個檢查過程約需 10 ～ 20 分鐘，在短短數分鐘之內，即可得到平面與 3D 空間立體影像，**可用於診斷癌症與決定癌症期別**，或**察看癌症是否已經擴散或復發**，有時則用來**評估治療效果**，也可以**引導切片用的細針或其他局部治療的工具**到達身體的正確位置。

　　由於電腦斷層機器的進步，目前已能使用電腦建立二維和三維腸黏膜影像（電腦斷層掃描結腸成像；Computed tomography colonography），並透過其他顯影增強功能來協助結腸病變的檢測和診斷。

電腦斷層攝影是由放射技師負責掃描，護理師會陪伴在受檢者身旁照顧，並且給予藥物，而照相的結果則是由放射科醫師判讀，進一步並與醫療團隊的其他科醫生一同討論，幫助病人決定治療方針。

電腦斷層攝影為了增加不同組織或病灶之間的對比差異，掃描時常會給予受檢者含碘顯影劑。顯影劑可用不同的方式給予——由靜脈注入或稀釋後由口喝入或注入直腸，90%以上的顯影劑通常會在 24 小時內經過腎臟由尿液排出，如果受檢者的腎功能不好，可能會因藥物的延遲代謝，而對腎臟造成傷害。所以，做電腦斷層檢查前一定要確定病人的腎功能沒有問題。

如果要同時做電腦斷層掃描結腸成像（Computed tomography colonography），檢查前會將空氣或二氧化碳經由導管逐漸引入直腸使結腸擴張。所有影像可以在一次閉氣時期間獲得。

禁忌

如果已經或可能懷孕、有藥物過敏反應的病史、哮喘、多發性骨髓瘤、甲狀腺疾病、心臟病、糖尿病或腎臟問題等，請務必在安排檢查前告知醫師與檢查人員，因為可能不適合接受此項檢查。

* **檢查前：** 有可能在檢查前需要調整藥物使用，或調整含碘顯影劑的劑量，也有可能被要求在掃描的 4 ～ 6 小時前，不能吃任何固體食物，如果要同時做電腦斷層掃描結腸成像（Computed tomography colonography），檢查前需至少 24 小時以上的低渣飲食或清流飲食並進行腸道準備（服用瀉藥或灌腸）以清潔腸道。

* **檢查時：** 如果要同時做電腦斷層掃描結腸成像（Computed tomography colonography），會先靜脈注射補斯可胖（Buscopan）或升糖素（glucagon）等藥物來放鬆腸道，將空氣或二氧化碳經由導管逐漸引入直腸使結腸擴張。

掃描時，受檢者將平躺在環形掃描儀中央的檢查台上，逐漸滑入掃描儀，接著掃描儀會繞著受檢者的身體轉動照相。在掃描過程中，受檢者將獨自在掃描

室內，但放射技師與護理師會透過一個窗口看著受檢者，可以透過雙向對講機與工作人員交談。

整個檢查過程中，不會有疼痛，只是在注射顯影劑時的注射部位會感到些微刺痛，同時身體會有一陣溫暖的感覺或嘴裡有金屬味。空氣或二氧化碳引入結腸時，有些人會有腹部痙攣的感覺但不嚴重。

• **檢查後：**做完檢查後，建議喝大量的液體，以促進含碘顯影劑排出身體。

注意事項

有些人有幽閉恐懼症，在掃描儀內可能會感到緊張，必要時可以先服用或注射鎮靜劑來幫助放鬆。

如果有活動性結腸發炎（如急性腹瀉、活動性發炎性腸道疾病）、有症狀的含結腸腹壁疝氣、急性憩室炎、近期大腸直腸手術、近期深部內視鏡切片 / 瘜肉切除術 / 黏膜切除術、已知或疑似結腸穿孔、有症狀或重度腸阻塞的病人，不適合做電腦斷層掃描結腸成像。

電腦斷層攝影雖然是一項安全且精密的檢查，但是受檢前仍需要與醫生充分討論：為何需要作這項檢查、有什麼風險、醫師想達到什麼目的，當發現異常時將意味著什麼，以了解本次檢查的必要性。

在多項研究報告中電腦斷層掃描結腸成像對於檢測大於等於 1 公分癌症和腺瘤的敏感度範圍為 67 ～ 94%，特異性為 96 ～ 98%。但目前對於普遍用於篩檢仍持保留的意見，因為可能導致更多不必要的檢查，也可能接受不必要的手術，而且可能因不必要的輻射曝露，增加罹患癌症的機率。

做完電腦斷層檢查後，記得大量補充液體促進顯影液排出。

核磁共振攝影

文／林湘怡 (放射診斷科·資深主治醫師)

　　「核磁共振攝影」對直腸癌的臨床期別──T 期別（腫瘤侵犯腸壁深度）和 N 期別（周遭淋巴結轉移與否）有較好的鑑別力。雖然，電腦斷層對 N 期別的確也有不錯的準確度，但是在 T 期別方面，尤其是對 T2 或 T3 的鑑別，都不及核磁共振攝影來得準確。研究統計顯示，核磁共振攝影評估直腸癌 T 期別的準確度為 85% 以上，對 N 期別的準確度也高達 70% 以上，其準確度都比電腦斷層來得高。

　　術前判斷直腸癌臨床期別很重要。醫師會根據這個判斷來決定要直接手術切除或需先接受放射治療與化學治療之後再做手術。核磁共振攝影也可以協助評估治療的效果。再者，若醫師懷疑病人腦部、脊椎或骨骼肌肉有疾病轉移，則核磁共振掃描能提供較精密的影像來幫助診斷。

認識核磁共振攝影

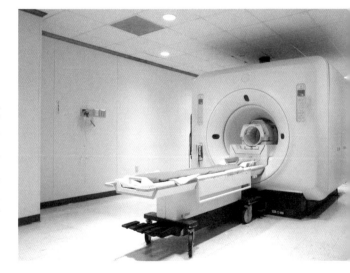

　　核磁共振攝影（MRI）如同電腦斷層攝影，可為體內的不同組織提供精細的圖像。MRI 掃描則是使用無線電波和強力磁場代替 X 射線；因人體內的許多分子都含有氫原子核，這些氫原子核本身又具有磁場特性，如同一個小小的磁鐵。

　　此項檢查是把病人置於強大且均勻的靜磁場中，再利用特定的射頻無線電波脈衝，激發人體組織內的氫原子核。改變體內氫原子核的旋轉排列方向，原子核就會釋放吸收的能量，能量釋放後放出電磁

波訊號，因身體內不同組織分子成分不同，釋放出的訊號就不同。再經由電腦的運算將這些不同的變化轉換成圖像模式，不同的軟組織在影像上會產生比電腦斷層攝影更好的對比。

近年來使用**肝細胞特異性對比劑**於核磁共振攝影，此種顯影劑有肝細胞專一性，注射後，可以經由肝細胞特殊管道（OATP）進入肝細胞，正常的肝細胞會攝取此種顯影劑並呈現白色，而癌細胞無法攝取，因此呈現黑色，黑白對比之下，就能快速找出小的肝轉移，其敏感度及特異性皆比傳統顯影劑或電腦斷層來得高。用於手術前評估腫瘤數目和範圍，幫助外科醫師決定開刀方式；或是用於治療後的追蹤，確定是否有腫瘤復發。

檢查相關注意事宜

核磁共振掃描的檢查時間通常需要 30 分鐘至 1 小時。一般核磁共振掃描是由放射技師負責掃描，護理師會陪伴在受檢者身旁照顧，並給予藥物，而照相的結果由放射科醫師判讀，並與其他科醫生一同討論，幫助醫療團隊為病人決定治療的方針。

禁忌

此項檢查對身體的移動非常敏感，若有移動現象時很容易產生假影，所以不適合可能無法自制的躁動或危急的病人。有些早年的心律調節器、金屬性人工心臟瓣膜、各類電子傳導器、腦動脈瘤手術夾等裝置可能會受到磁場干擾，因此病人若有這些裝置時，須確定這些裝置是否適合進行核磁共振掃描，檢查前請務必告知醫師相關訊息。

核磁共振掃描顯影劑很少有不良反應，常見的包括感覺熱、嘔吐、頭痛、頭暈、短暫胸悶；極少數人會有過敏反應。另外，傳統顯影劑只能從腎臟排出，肝細胞特異性顯影劑可以同時從肝臟和腎臟排出人體，24 小時即可完全排出體外。

- **檢查前：**檢查前需要把身上的金屬物品如手錶、項鍊等拿除，以避免干擾訊號甚至對病人造成傷害。此外，若是進行腹部核磁共振掃描時則需空腹 4 小時，但其他部位的檢查則不需空腹。

- **檢查時：**檢查時須平躺或趴在一個類似隧道的機器裡，有些幽閉恐懼症的病人會無法忍受，須先給予抗焦慮的藥物或是麻醉之後才能接受檢查。現在有較開放式的 MRI 機器可以幫助解決這個問題，但是圖像解析度可能會較差。

在檢查過程中，機器會不斷產生嗡嗡聲和點擊聲，受檢者可能會覺得這些噪音令人不安，因此，必要時護理師會提供病人耳塞、耳罩或音樂，以幫助緩和這些噪音。

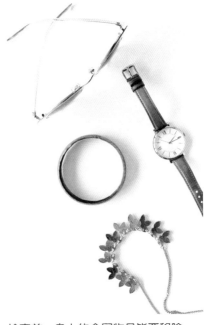

檢查前，身上的金屬物品皆要移除。

正子掃描

文／黃玉儀（核子醫學科・資深主治醫師）

在被診斷罹患大腸直腸癌後，通常醫師會安排影像學的檢查來得知腫瘤的大小、影響的範圍、局部淋巴結以及其他器官轉移的情況，才能夠決定下一步治療的方式；為了獲得相關的資訊，醫師會依據不同的臨床狀況安排檢查，這些檢查可能包括了 X 光、超音波、電腦斷層、核磁共振、正子掃描（PET Scan）等。

每一種檢查都有它的優缺點，使用時機也會因臨床的狀況而異，以下將針對「正子掃描」進行詳細的解說。

認識正子掃描

所謂的「**正子掃描**」其實是一個泛稱，在不同的檢查目的下，會運用不同的檢查藥物與程序。精確說來，目前廣泛用於大腸直腸癌的正子掃描，是使用放射性同位素氟 18 標記的去氧葡萄糖（F-18-FDG）所執行的一種正子掃描。這種放射性氟18 標記葡萄糖藥物進入人體後，人體的細胞會將它視為一般正常的葡萄糖，所以需

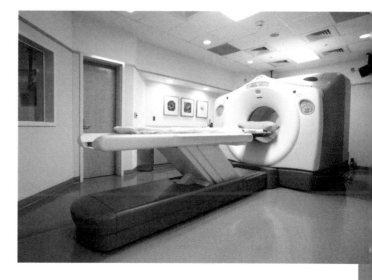

要葡萄糖的細胞都會吸收它。而葡萄糖是人體最重要的能量來源，一般而言，代謝率越高的細胞就需要越多的葡萄糖；除了人體器官自然的能量需求外，當細胞產生病態變化，如：發炎或有腫瘤時，會大幅增加葡萄糖的需求量。依循這樣的原理，我們就可以藉由注射放射性氟 18 標記葡萄糖到人體內，觀察異常的葡萄糖代謝狀況，推斷腫瘤影響的程度及範圍，而大腸直腸癌就是其中一種。

正子掃描儀是針對正子藥物特性而設計的一種掃描儀器。由於單純的正子掃描是一種反映身體功能的影像，但它缺乏身體解剖結構的細節可供確認病灶位置，所以判讀的正確性會受到限制。所幸後來發展出了搭配電腦斷層設備的正子掃描儀，也就是所謂的「**正子電腦斷層掃描儀**」（PET - CT scanner），可以使檢查結果更精確、更容易判讀，而檢查所需的時間更是縮短了一半以上。

正子掃描與大腸直腸癌

大部分的大腸直腸癌細胞都會比正常細胞吸收更多的葡萄糖，因此可以在正子掃描上被顯示出來。不過由於藥物及儀器的限制，目前小於 0.5 公分的腫瘤還是不容易被偵測到。

目前正子掃描在大腸直腸癌的應用主要有兩大類：一為**當病人有肝臟或肺臟的轉移時，正子掃描可用於術前再分期**；二為**偵測不明的復發病灶**。至於病人最初被診斷罹患大腸直腸癌時，尤其是經過傳統檢查並沒有發現有遠端轉移的病人，是否要使用正子攝影作為分期或是進一步檢查的工具，目前並沒有定論，因此未被主流醫界納入臨床常規的適應症之一。

由於正子掃描對於肝臟以及其他器官的大腸直腸癌轉移病灶有相當優異的偵測能力，因此非常適合使用在「**手術前**」確認整體的轉移情況。部分的大腸直腸癌病人在就醫初期時就已經有肝臟轉移，若是肝臟轉移的情況並不嚴重，有機會實施手術切除，但前提是肝臟以外的其他器官並沒有癌症轉移。

另外有部分病人在大腸直腸癌經過手術切除及其他治癒性的治療後，在追蹤過程中發生侷限性的肝臟或肺臟轉移時，同樣有機會以手術切除再合併其他藥物來治療。適時在手術前，使用正子掃描確認復發的程度及範圍是相當有幫助的。

另外，在大腸直腸癌治療後的追蹤期間，有時會因為腫瘤指數的升高而懷疑有復發的狀況，但並不是所有的病人都可以經由一般的影像學檢查找到復發的病灶，而正子掃描已經被證實可以比一般的檢查有更高的機會找到復發病灶，因此若是一般常規的影像檢查不能順利找到復發處時，就應該考慮使用正子掃描。

正子掃描的侷限性

然而，不管哪一種檢查都有它的侷限性，正子掃描也不例外，它的缺點可歸為兩大類：「偽陰性」及「偽陽性」。

● **偽陰性：** 指的是正子掃描檢查無法偵測到實際存在的癌症病灶，原因主要有兩類，一為病灶太小，二為病灶不吸收正子藥物。當癌症病灶小於 0.5 公分時，通常不容易被正子掃描偵測到，而介於 0.5 ～ 1 公分中間的大小，也可能會因為吸收的正子藥物量太少而難以判讀，最常見的例子就是瀰漫性的腹膜轉移（peritoneal carcinomatosis），常因為這些腫瘤皆為非常小的結節而無法在正子掃描上呈現出來。另外有少數種類的大腸直腸癌細胞甚至不吸收正子藥物，此時正子掃描就完全無法偵測到腫瘤的位置了。

● **偽陽性：** 指的是檢查發現的病灶並非癌症病灶，而是其他的病因，**最常見的就是感染及發炎**。感染及發炎的細胞同樣會吸收正子的葡萄糖藥物，而且吸收的程度可以與癌症病灶類似，因此無法區分。所以當病人同時有感染或發炎的情況時，正子掃描判讀的準確度就可能因此下降。

儘管有以上提到的一些侷限性，但是在適當的時機執行正子掃描，常常可以為臨床醫師提供相當重要的資訊，讓後續的治療更適切。

最後值得一提的是，腸胃道本身就常會吸收葡萄糖正子藥物，也就是所謂的「生理性吸收」，這個現象會干擾正子影像的判讀，也有可能造成偽陰性或偽陽性結果的發生。

檢查相關注意事宜

● **檢查前：** 需禁食至少 4 ～ 6 小時；糖尿病人受檢前須特別調整相關藥物的使用與禁食時間，而受檢時若血糖仍過高，考慮注射胰島素降低血糖，而注射胰島素的方式與時間須由核子醫學科專科醫師評估。

● **檢查時：** 需靜脈注射氟 18 標記的去氧葡萄糖（F - 18 - FDG），然後靜躺休息約 60 分鐘後開始掃描，掃描時間約 15 ～ 30 分鐘，檢查時間會因個人情況而有增減。

腫瘤基因檢測

文／劉宜欣（病理檢驗部．資深主治醫師）

　　以往的癌症治療都是根據腫瘤的組織型態以及病理期別來決定。隨著分子病理學的進步，目前已發現癌症與細胞的某些基因變異有關。這些變異，有些是單基因驅動，有些則是多基因。帶有變異的基因所製造出來的異常蛋白質，會失去它們原本該有的功能，不被原來的機制所控制，因而使細胞不受控的生長，就是「癌細胞」的起源。

　　而「標靶治療」，就是針對這些基因變異或基因變異所製造的異常蛋白質的治療。因此，腫瘤內科醫師在決定化療處方之前，需先知道病人的腫瘤是否帶有這樣的基因變異，以開立合適的藥物，或改變治療方針。

腫瘤基因檢測項目

　　目前大腸直腸癌病人常見的須檢測基因如下：KRAS/NRAS、BRAF、HER2、MSI 或 MMR。這些基因多與病人的預後以及對藥物的反應有關。

KRAS/NRAS

　　KRAS/NRAS 隸屬於掌控細胞生長分化之 MAPK 路徑（pathway）。在轉移大腸直腸癌病人當中，有約 40% 的腫瘤有 KRAS 突變基因，有約 5% 的腫瘤有 NRAS 突變基因。其他 RAS 突變則屬極為少數，或是先前使用過 anti-EGFR 標靶藥物之後產生的新突變。當病人腫瘤細胞帶有 KRAS 或 NRAS 突變基因，對 anti-EGFR 標靶治療（例如 Cetuximab 以及 Panitumab）反應極差。

　　目前可使用福馬林固定過的組織蠟塊送分子檢測，7 個工作日可得到結果。根據最新的 ASCO 以及 ESMO 規範，檢測範圍應包括 KRAS exon 2,3,4 以及 NRAS exon 2,3,4 等位點。目前並沒有相對應的免疫染色可使用。

BRAF

BRAF 蛋白乃是 MAPK 路徑中 RAS 下游的反應蛋白。根據已知的研究數據，控制 BRAF 表現的基因突變大約發生在 5 ～ 10% 的大腸直腸癌病人身上，其中最常見的突變位置為 BRAF codon 600。帶有 BRAF codon 600 突變的大腸直腸癌病人會有以下特色：多發於右側大腸，年紀較大，女性，分化較差，MLH1 基因高甲基化（MLH1 hypermethylation），以及廣基型鋸齒狀病灶（sessile serrated lesion）。預後方面，有突變的腫瘤預後較差，對 anti-EGFR 標靶治療的效果也比較不好。現今已有相對應的標靶治療。

目前可使用福馬林固定過的蠟塊進行免疫染色來檢測 [針對 BRAF（V600E）]，3 個工作天內可得到初步結果。若 BRAF V600E 染色為陽性，則可視為有 BRAF V600E 基因突變。

HER2

HER2（Human epidermal growth factor receptor 2）是「第二型人類表皮生長因子受體」，除了發現在乳癌病人身上，HER2 也是大腸直腸已知的致癌因子。根據歐美數據，大約有 2 ～ 10% 的大腸直腸癌病人會有 HER2 過度表現（HER2 overexpression/amplification）。HER2 過度表現對大腸直腸癌病人的預後影響還不是那麼明朗，某些研究發現 HER2 過度表現有負面影響，但在其他研究有顯示沒有差別。而在對 anti-EGFR 標靶藥物反應評估方面，有 HER2 過度表現的病人則較不理想。目前有相對應的標靶治療。

目前 HER2 多先使用免疫染色的方法做初步檢測，若有不能決定的情形，則會使用螢光原位雜交法（FISH）或雙色原味雜交法（DISH）進一步檢測，並搭配目前的檢測標準（HERACLES criteria 或 VENTANA criteria），將 HER2 表現分成 negative（score 0, 1）、equivocal（score 2）和 positive（score 3）。

MSI

生物體內有一群專門修復 DNA 錯誤的蛋白質，稱為 DNA 錯置修復蛋白（Mismatch repair protein），簡稱 MMR。當這群蛋白中的其中一個或兩個發生錯誤時，就可能發生 DNA 複製錯誤但無法被修復的情形，尤其是一些具有

重複特性的片段（微衛星片段）發生錯誤，導致基因產生變異，使致癌基因被激化，或抑癌基因被抑制。這群修復蛋白的變異或無法發揮功能，可能是先天遺傳（如林奇氏症候群〔Lynch syndrome〕），或後天基因表現有異（如 MLH1 hypermethylation）所導致。

若得知病人有 MSI（microsatellite instability，微衛星不穩定性）或 MMR 情形，MSI 可送分子病理實驗室基因檢測，再根據現行的貝塞斯達準則（Bethesda criteria）分成微衛星片段穩定型（MSS），低度微衛星片段不穩定（MSI-L），以及高度微衛星片段不穩定（MSI-H）。MSI 目前可用免疫染色方法來檢測 MMR 蛋白（MLH1, PMS2, MSH2, MSH6）來替代基因檢測，兩者相關性高達 90%。

目前在大腸直腸癌的病人，有以下兩種情形需檢測 MSI/MMR，其一為懷疑有林奇氏症候群（又稱為遺傳性非瘜肉症大腸直腸癌〔Hereditary non-polyposis colorectal cancer, HNPCC〕），其二則為臨床醫師希望知道是否病人適合接受免疫療法（如免疫檢查點抑制劑）時。若病人的腫瘤細胞為高度微衛星片段不穩定（MSI-H）的情形，對免疫療法較有反應。

液態切片

　　處於穩定追蹤狀況的病人或許有過被要求做切片檢查的經驗。臨床醫師能從症狀或影像學檢查而高度懷疑癌症可能轉移，但若要確認，通常還是得回歸切片檢查。一聽到要切片，就會有伴隨而來的種種安排，往往令病人感到一個頭兩個大！

　　若僅僅想知道是否有新的腫瘤基因變異，目前還有一個新的選擇——液態切片。

什麼是液態切片呢？

　　腫瘤細胞會因移動，或因老化死亡被發炎細胞吞噬後，進到血液當中。裂解後的癌細胞，細胞核的去氧核醣核酸（DNA）會裂解成小片段，可能會帶有原本癌細胞特有的基因變異。而這些裂解後的小片段 DNA，稱為循環腫瘤 DNA（circulating tumor DNA 或 cell free DNA, cfDNA）。液態切片就是收集病人身上含有 cfDNA 的體液，通常是經由血液，再使用敏感性及特異性較高的次世代基因定序（Next Generation Sequencing, NGS）的方法，測得這些以往無法用傳統檢驗方法檢驗到的基因變化。

　　另外也有人是抽取腹水、胸水、腦脊膜液、尿液、甚至唾液等來收集 cfDNA，但這並不在本章節討論範圍。

與傳統切片的比較

● **好處：**

- **非侵入性：** 傳統切片通常是侵入式的檢查，不管是電腦斷層導引切片、核磁共振導引切片或是內試鏡切片，病人都需要經過排檢，有些檢查還需要麻醉評估，並評估欲切片部位的切片風險，才能進行並得到珍貴的腫瘤組織。傳統切片可以提供的資訊包括腫瘤的組織分類，以及是否有其他額外的預後因子。有時病人需要接受切片檢查取得組織以進行接下來的基因檢測。但有時只能得

到極少量的細胞，病理診斷都有困難，更遑論接下來的基因檢測！此時若有液態切片的選擇，病人僅需接受抽血的程序，在通過認證之合格實驗室操作下進行，不失為另一個取得腫瘤細胞基因變異的方法。

- **可重覆性**：抽血也許需要多達 20cc 的血液，但總是比傳統切片來的相對容易，因此，若臨床上病人的病情發生變化，也更容易再次得到檢體以進行新的檢測。

● **壞處**

- **資訊有限**：液態切片的結果並沒有辦法告訴臨床醫師關於腫瘤的組織型態分類（histology type）），只能告知是否帶有常見的特定基因變異。若 cfDNA 並沒有帶有可測得的基因變異，可能會有偽陰性報告的可能。但一旦測得有藥物可治療的基因變異，也許能提供臨床醫師用藥上的參考。舉例來說，以組織型態分類來看，肺部的肺腺癌、大腸的腺癌、甲狀腺的乳突狀甲狀腺癌的型態學免疫染色結果都不一樣，但都可能帶有 BRAF（V600E）的突變。在適當的情況下，也許都有機會用得到 anti-BRAF 的藥物。

- **敏感性及特異性**：雖然能從液態切片能測得基因變異已經是一大進步，但傳統切片取得細胞量夠多，不僅能提供腫瘤的組織型態分類，對於基因變異的測得度、敏感性及特異性目前還是略高一籌。這可能取決於定序方法的選擇或檢測基因套組的大小。因此在檢測前需要與您的臨床醫師詳細討論。

- **費用較高且時間較長**：因方法先進，並且檢測的目標較多，因此費用通常由數萬到十幾萬都可能，取決於選擇的套組、檢測的實驗室及檢測方法。因此在檢測前需要與您的臨床醫師詳細討論。

液態切片在大腸直腸癌的應用

根據最新版的美國國家綜合癌症網絡（National Comprehensive Cancer Network, NCCN v2, 2023）以及相關的研究表示，液態切片的結果能幫助預測復發機率的高低，但若據此改變病人的治療方式，預後並沒有比較好。

但在一些小型的研究當中，研究者從液態切片的結果中提早發現腫瘤細胞有先前沒有偵測到的次發性基因變異。但馬上改變治療計畫是否能改善預後，還需有更多大型前瞻性研究結果來佐證。

如何與你的醫師討論病情

文／陳建志（大腸直腸外科，碩學主治醫師）

　　當聽到醫師告知罹患大腸直腸癌時，我想每個病人和家屬都會覺得驚慌失措，腦海中閃過的念頭會從原本的一片空白，接著開始出現各式各樣的問題——真的是我嗎？有多嚴重？要怎麼治療？生命會受到威脅嗎？…

　　過去，病人和家屬對於病情和治療方式的了解，大多是經由醫生解說，而病人最常回答的一句話就是：「醫生，一切交給你決定就好了！」但是，隨著時代的變遷，如今資訊通路發達，病人可以從網際網路、相關書籍、甚至親朋好友的轉述中得到相當豐富的資訊。然而，在各式各樣的資訊中，有部分是缺乏科學證據，甚至是錯誤的，易導致病人對自己病情的誤判，而錯失了接受正確治療並恢復健康的契機。

　　因此，我們希望透過以下的說明，協助病人和家屬在面對疾病時做到——充分了解自己疾病的狀況、而能與醫師討論疾病治療的選項及其利弊，以及如何區分所獲取的大量資訊的正確可用性，才能為自己做明智的抉擇。

當被告知罹患大腸直腸癌時

　　癌症的診斷是一件重大又嚴肅的事。雖然，臨床症狀及影像檢查可能高度懷疑罹患大腸直腸癌，但是，最後仍然要有組織學上的確切病理證據，才能下結論。此外，因腫瘤發生位置的不同，不論是評估疾病期別的檢查或治療方式、對生理功能的影響及預後也有很大的差異。所以當被告知罹患大腸直腸癌時，應該詢問醫師以下的問題：

1. 腫瘤位置在直腸還是大腸（結腸）？

2. 癌症的診斷是否有組織切片的病理證據？是哪一種惡性腫瘤呢？

3. 將會安排哪些檢查來評估病情？每項檢查的目的為何呢？

4. 在接受檢查的過程，有特別需要注意的事項嗎？目前的飲食內容需要做調整嗎？

5. 目前因其他疾病所服用的藥物，是否需要做調整呢？還需要到其他專科醫師的門診做相關的身體評估嗎？（病人務必詳盡告知醫師過往的病史）

6. 下次門診時（或是和醫師見面時），醫師將討論哪些事呢？家人需要在場嗎？

當醫師提供治療方式選項時

治療方式的選擇和疾病的狀況息息相關，不同期別的大腸直腸癌，甚至是同樣的疾病發生在不同人身上（不同年紀、不同身體狀況、不同家庭支持……），都有不一樣的考量點。

最重要的關鍵點是：治療的目標定在哪裡？病人和家屬最希望的目標當然是疾病完全治癒，恢復健康，但是這個目標並不是所有病人都能達到，隨著病情的變化，目標可能必須調整為控制疾病進展來延續生命。因此，要決定最適合病人的治療方式，有賴醫師和病人及家屬間的互信以及坦誠且完整的溝通。

以下幾個問題，我們建議病人可以詢問醫師，藉此增加對病情的理解，也能促進與醫師之間的溝通：

1. 目前癌症的狀況如何？是否有侵犯到周遭器官？是否有轉移至肝臟或是其他器官？

2. 如有，遠端器官轉移如何證實呢？是否需要做組織切片的病理檢查？

3. 需要接受正子攝影的檢查嗎？

4. 除了醫師提供的第一治療選項之外，是否還有其他的選項可以達到預期的治療目標？

5. 治療過程中身體會有哪些不舒服？可以做些什麼努力來降低這些不適？家人該如何照顧？

6. 身體其他的狀況如何？目前是否有任何其他疾病雖然與大腸直腸癌無關，但是會在大腸直腸癌的治療過程中對身體造成影響？

與醫師討論手術方式時

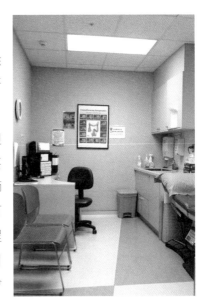

對於大腸直腸癌的治療，以手術方式切除病灶是最重要的治療步驟，也是大部分病人所接受的第一項治療。

病人接受手術的目的是為了治療疾病，但是手術本身也會帶給病人一定程度的傷害，甚至可能發生手術併發症，而引發病人、醫師都不樂見的結果。換言之，沒有一種手術是可以保證完全安全無慮的，任何手術都有一定程度的風險。因此，當醫師向病人解釋手術的目的、選項、過程和可能的後遺症時，也一定會告知手術的相關併發症風險。

透過詢問醫師以下的問題，我們希望可以讓病人在接受手術前對即將面對的醫療過程有更清楚的認識，也更能與醫師配合：

1. 手術切除腸道病灶時，將會切除哪一個範圍的腸道？切除這段腸道後，會損失哪些原本的功能？損失這些功能後，日常生活型態會有什麼改變？

2. 手術過程中和手術後，有哪些比較嚴重的併發症可能發生？發生機率有多少？

3. 手術後會有人工肛門嗎？是暫時性的，還是永久性的？

4. 除了醫師所建議的手術方式之外，還有其他手術方式可選擇嗎？如果有，不同方式間的差異在哪裡？（治療效果、手術範圍、對身體生理功能影響……）。

5. 疾病狀況適合選擇以腹腔鏡的方式（微創手術）來進行手術嗎？

6. 手術後，除了與腸道相關的生理機能可能受到影響之外，有哪些生理機能（性功能、膀胱功能……）也可能會受到影響？

當手術完成要出院時

大腸直腸癌的手術治療，除了將病灶切除以外，腸道生理機能的恢復也是非常重要的一部分，而這也是臨床上醫師最難以掌握的，相關的影響因素包括：手術的範圍和內容、術後併發症發生與否、術後進食的狀況、病人既有的慢性疾病（如糖尿病）和營養狀況等，都會影響手術後生理功能的恢復。

當恢復狀況達到許可程度時，醫師便會提供出院回家療養的建議。在這裡要特別強調的是，出院時並不表示疾病完全康復，手術對身體所造成的改變仍有可能在出院後發生變化。再者，回家後的療養除了對身體機能恢復有影響外，也是病人何時可以開始接受後續治療的關鍵因素。

因此，當醫師告知病人可以出院時，我們建議病人詢問以下的問題，以便更了解如何做好居家照護，儘早恢復到原本的健康狀態：

1. 該如何照顧手術傷口？碰到哪些情況時應主動告知醫師？

2. 應該儘量避免哪些種類的食物？關於術後飲食的部分，是否有專業的營養師可以提供諮商？

3. 返家後，應該注意哪些身體的變化（如有無發燒、腹痛、或是排便情形等）？哪些情形下應儘快與醫師聯絡？哪位醫療人員（有無相關單位電話）是在緊急狀況下，可以尋求幫忙的對象？

4. 何時可以開始服用原本就在使用的慢性病藥物（如控制糖尿病、高血壓的藥物，或是阿斯匹靈和其他抗凝血劑類的藥物等）？

5. 何時可以恢復日常生活作息（如正常上下班、騎摩托車、久坐或久站等）和運動（如跑步、游泳、打球等）？

6. 何時該開始進行後續的治療（如化學治療、放射治療）？在進行治療前，身體應恢復到什麼狀況？

當治療的效果不如原先預期時

疾病在治療完成一段時間之後復發，是所有癌症病人的夢魘，病人在得知疾病復發時，往往會歸咎於自己做了什麼不該做的事，或是醫師的判斷或治療是否出了差錯，才會引發這樣情形。事實上，疾病的復發與癌症原本的嚴重程度及癌細胞的特性相關。只是目前的醫學還沒有辦法預測哪些病人會復發。所幸，只要病人是在常規追蹤的過程中被發現疾病復發，大多數的病情不致於壞到無法治療，甚至部分病人依然可以再次治癒。

對於**大腸直腸癌症復發**的治療，由於可能發生的情形種類太多，治療的選項也各異。基本上來說，完全去除復發病灶並預防再次復發依然是第一目標，退而求其次是控制疾病進展並延長生命，最後則是希望可以透過醫療的方式減少病人因疾病所引起的不適。總而言之，當疾病不幸復發時，病人和醫師需要更多的溝通才能得到對治療的共識。

以下是我們建議病人可以詢問醫師的問題：

1. 癌症是確定復發了嗎？還是只是因檢查結果異常而懷疑？（腫瘤指數上升、影像學檢查出現新病灶、身體出現主觀感覺的不適等）

2. 新出現的病灶確定與之前所罹患的大腸直腸癌相關嗎？需要接受組織切片以得到病理診斷的確認嗎？

3. 疾病復發的型態是局部復發？還是遠端器官轉移？或是兩者都有？需要接受正子攝影的檢查嗎？

4. 依據目前的檢查結果，醫師所提供的治療方式選項中，每個方式的目標為何？經過再一次的治療後，治癒的機會有多少？

5. 再次接受手術治療（或是放射線治療、化學治療）帶來的影響有多少？會有什麼樣的副作用？

6. 萬一再次治療的結果不如預期，復發的疾病持續進展，會是什麼樣的情形？會出現什麼樣的症狀和不適？醫師會建議什麼樣的預防措施？或是症狀出現時，可以尋求什麼樣的協助？

當得到許多相關資訊或是旁人提供另類療法時

獲知罹患大腸直腸癌的診斷時，病人和家屬一定都會想知道更多相關的資訊，網路和坊間出版的書籍提供了最簡便的管道，但是如何區分這些訊息的正確性和適用性，卻常常超乎閱讀者的能力所及。

病人和家屬也常常經由不同管道得到許多非醫師所提供各式各樣的治療方式，包括自然療法、飲食療法、免疫療法、另類療法、或是草藥偏方等；提供此類治療方式的同時，病人常常會被告知有一位類似病情的病人經由這些治療而痊癒。

我們相信科學邏輯是對於這些資訊和另類療法最終的解答。醫界對於疾病治療方式共識的達成，可行性和可重複性是最重要的關鍵原則。千萬不能迷信單一成效不錯的案例，而放棄了醫師所提供經過科學研究證實有效的治療。

以下的問題舉例，是我們建議病人可以詢問醫師，並用來釐清其他管道所獲得的資訊是否值得相信的依據：

1. 醫師會建議透過哪些管道獲得正確可信的疾病治療相關資訊？網際網路網站？書籍？或是病友所組成的團體？

2. 病人是從什麼管道獲得了這些資訊內容？

3. 有哪些所謂的健康食品或是中藥，醫師會建議不要服用？目前所使用的額外補充品，醫師覺得適合嗎？

如何面對罹患癌症的壞消息

文／林帛賢（身心科・資深主治醫師）

　　沒有人能預測命運，也絕對不會有人希望自己得到癌症，所以當你知道自己得到了癌症，絕對是生命中意料之外的事。即使一個人對於人生已有透徹的體悟，視生病與死亡為必然的歷程，罹患癌症還是會對習以為常的生活造成衝擊，讓原本以為的、可期待的未來產生了斷層，因此病人也就從原本的生「活」進入到了生「病」的日子。

有情緒反應，理所當然！

　　癌症這個壞消息的來臨，對病人造成因生命改變而產生的壓力，所以在壓力面前會有各種情緒的反應，便是「理所當然」的事情。但許多病人或家屬常常有過度的擔憂，認為情緒反應會造成癌症病情惡化，或是情緒反應會造成癌症治療的不順利；種種過度的臆測與錯誤的迷思，讓病人開始壓抑自己真實的感受，用理性說服自己不要有情緒的反應，而家屬也常在旁勸阻病人不要憂慮、不要悲傷，要「勇敢」、要「加油」。

　　然而，心裡的情緒需要宣洩、需要整理、需要昇華，才能讓病人真正的面對癌症的壞消息，走向下一步的人生。

罹病的四大情緒

　　癌症病人面對壞消息常見的四大情緒為**焦慮、憂傷、憤怒與罪惡感。**

　　焦慮是癌症病人最常見、也是最容易被理解的一種情緒。面對未來的不確定性，我們會開始不安、開始惶恐。我會死掉嗎？癌症治療會有效嗎？癌症對大多數人而言是陌生的，而難以掌握的事最讓人害怕。面對焦慮最重要的，是讓不確定性變得確定。所以病人開始向人打聽，開始找尋相關抗癌的資料，然而來自親朋好友、街坊鄰居侷限的消息有時偏頗，網路上太多且無法消化的訊息又真真假假，反而讓人更恐慌。能找到相信可靠的醫療團隊，是很實際的解決方式，除了能讓眾多的訊息得到辯證，讓經驗、證據與專業來帶領我們離開內心的不安，更重要的是，安全感來自於信任，在於我們是否能將自己生命的

一部分交給另一個人，共同努力地往前進。醫療永遠都有不確定性，所以重點不是我們能不能掌握一切，而是我們是否能懷抱希望，有勇氣承受做決定後的結果。

面對癌症的壞消息時會**憂傷**，是因為「失去」。罹病會讓我們失去許多過去曾經擁有的美好，以及對於外來的期盼。因為生病不得不停止了喜愛的工作，因為生病無法繼續做個稱職的母親好好照顧孩子，不但如此更要放棄本來期待的想要做的對於未來一切的一切。如同喪親般的哀慟反應，我們要允許自己停留在悲傷中哀悼我們的所愛。這是一種對於生命中美好事物的珍惜，並不是不正常的反應。失去的不可追，但我們會更珍惜現在擁有的。

為何**憤怒不平**？生病後病人常常會開始尋找自己罹病的原因。是過去作息不正常？是亂吃油炸食品？上輩子的業障？即使理性上找到了一個可以解釋自己罹病的原因，不代表情緒上就能「接受」。許多病人對於自己罹病感到憤怒，覺得自己一輩子行善布施未做壞事，為何得到癌症這個「骯髒病」，被老天爺懲罰？而那些做盡壞事的人卻健康地在路上走來走去？也有病人是感到不甘心、不甘願的，覺得自己辛苦一輩子工作賺錢，在即將可以享受的時刻，為何生命回報他的是折磨？

憤怒的另一面是**罪惡感**，後悔自己生病前沒有好好注意自己的身體、不愛惜自己的健康，生病後才體認到無痛無折磨、靈活自在的身體並不是理所當然。責怪自己因為生病因為治療，需要家人的照顧，成了家人的負擔。要從這憤恨與後悔的漩渦中走出來，重點在於不要一直往過去找答案，要往未來找意義。許多的病人生病後才發現，伴侶無悔的付出，孩子懂事了好多；老天爺安排的生病這堂課，是要他不要再過過去的生活，努力抗癌活下去，要知道未來為何而戰、為誰而活。

把生病交給醫療，把生活還給自己

我們常常會提醒病人，既然開始治療了，就讓自己相信團隊，把自己交給醫療。然而你還是爸媽的孩子，依舊是兒女的父母，你有親朋好友，你有同事同學。除了生「病」，你還是要生「活」。身為病人還有還有愛別人的能力，你還是能關懷與你一同受苦的家人；你還是有快樂的權利，去尋找生活中的小確幸，尋找在辛苦抗癌生活中會讓你哄然大笑的美好事物，不用刻意忘卻抗癌生病中的苦，要更積極地去尋找生活中的美好！

大腸直腸癌的病理分期

文／劉宜欣（病理檢驗部・資深主治醫師）

　　老王最近被診斷出得了大腸直腸癌，老王的太太急得像熱鍋上的螞蟻。這時，她想起隔壁的老謝前一陣子也被診斷出大腸直腸癌，急忙找上門商量。

　　「老謝老謝，我們家的那口子的醫生說，要先接受化療才能開刀，你覺得呢？」老謝本就熱心，急忙貢獻自己的意見。「怎麼會呢？我的醫生很阿莎力，一診斷出來馬上就幫我開了，你看到現在還不是好好的。」

　　各位看倌看到這裡若以為兩位醫師的醫術高下立判，勸您要停一停。因為這裡忽略了兩個重要的因素，那就是兩人的病理診斷以及分期為何？

癌症病理診斷及分期的重要性

　　要確定分期之前，需要先確立病理診斷。要確立病理診斷，就需要切片取得組織檢查。以大腸直腸病灶為例，除了最常見的腺癌，還可能是神經內分泌腫瘤（carcinoid）、淋巴癌（lymphoma）、軟組織肉癌（sarcoma）、其他極為罕見的良性或惡性腫瘤，甚至是從其他部位轉移來的惡性腫瘤。不同的腫瘤有不同的特性，有不同的治療計畫。而同樣是肝腫瘤，若是原發的肝細胞瘤（hepatocellular carcinoma），可以先行血管栓塞再予以切除，但若是大腸直腸癌轉移，就需要先行化學治療或者手術（目前單顆肝臟轉移可先以手術切除或電燒等），各種狀況不能相提並論。

　　所以不論是病人自己發現腫塊、醫生檢查時發現腫塊、大腸鏡時發現病灶，或健檢影像上有異狀，一定會強烈建議病人做切片檢查來確定診斷。若您被醫師建議需要切片檢查，可與您的醫師討論此檢查的必要性、步驟與風險，不需太過恐慌。

　　那麼分期可提供我們什麼資訊？分期可視為一種對癌症嚴重程度的評估。不同的期別，會有不一樣的預後、不同的治療目的，可能治療方法也相異。

即使同樣的組織型態，若發生的器官不同，分期的原則就會不同。舉腺癌（adenocarcinoma）為例，在大腸直腸癌是以侵犯的深度作為判定 pT 的依據，但在肛門癌，則是以腫瘤大小來判斷 pT。

而不同的器官即使病理期別一樣，也會有不一樣的預後，因此不能等同視之。舉例而言，同樣是第四期，胃癌的第四期跟大腸癌的第四期預後就不一樣。這都是臨床醫師擬定治療計畫時需要知道的資訊。

臨床分期與病理分期

現在常見的分期有兩種，**一為臨床分期**，二為**病理分期**。

「**臨床分期**」乃是臨床醫師在手術前根據理學檢查、影像學檢查（包括一般 X 光攝影、電腦斷層攝影、核磁共振攝影、超音波或是骨頭掃描等）而給出一個臨床上初步的分期；而「**病理分期**」則是將手術後的完整標本送交病理科醫師，病理科醫師仔細檢查病人檢體後，拿取重要部位，做成切片，在顯微鏡下判讀之後所得到的結果。病理報告不僅呈現分期的資訊，其中也包括了一部分的預後因子，比如分化的程度，是否有侵犯血管神經等，為臨床醫師提供一部分參考資料。

而當臨床分期與病理分期相異時，通常以病理分期為臨床醫師的最後依據，用以決定接下來的治療。

病理分期的方法與內容

歷史上對於大腸直腸癌的分期，其實也走過一段紛擾的歲月，各方專家各擁山頭，有各自分期的方法，但隨著癌症研究方法及統計資料的完善及完備，結論也越形清楚。國際間目前最廣為使用的乃是由美國癌症聯合委員會（American Joint Committee on Cancer, AJCC）的 TNM 分類方法。這套分類方法每隔幾年會根據最新的研究而有修訂。2018 年上線的第八版是目前最新的版本。

認識腸道結構

介紹病理分期之前，先簡單介紹相關的腸道結構。

腸道是一個中空管狀的器官，中有管腔。管壁由內而外分成幾層：黏膜（mucosa）、肌肉性黏膜層（muscularis mucosae）、黏膜下層（submucosal layer）、肌肉層（muscularis propria）、漿膜層以內（subserosal area）的脂肪組織（又稱 peri-colorectal fat tissue），以及漿膜層（或稱腹膜的臟器層〔visceral peritoneam〕）。漿膜層將腸道包覆起來與腹腔作一區隔，但位於升結腸及降結腸靠近後壁處，以及腸道最末端的直腸則沒有此漿膜層。

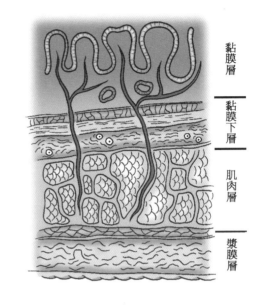

黏膜層
黏膜下層
肌肉層
漿膜層

病理報告

那麼所謂 TNM 指的是什麼呢？

T，就是關於腫瘤（Tumor）本身的資訊。在大腸直腸癌的腺癌，腫瘤侵犯到的深度決定 T。

N，就是關於淋巴結（Node）的資訊。在大腸直腸癌，我們需要去算有多少淋巴結受到侵犯。

M，就是遠端轉移（Metastasis）。這是指開刀之時是否已經有遠端轉移的現象。這部分的資訊在開刀時可能不清楚。

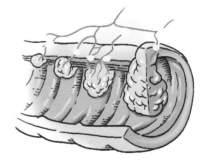

惡性腫瘤剛發生時，是位在腸壁中最靠管腔內的黏膜層，隨著疾病的進展，腫瘤侵犯深度會越來越深，最後超出腸壁進入腹腔內。過程中，腸道周遭淋巴結也有可能會發生腫瘤轉移的情形。

大腸直腸癌的病理分期

119

腫瘤侵犯腸壁的深度（T）

- **Tx**：無法評估的原發性腫瘤。
- **T0**：無可辨識的原發性腫瘤。
- **Tis**：又稱為「原位癌」，癌細胞局限於腺體的基底層內或只侵犯到黏膜的固有層（lamina propria），而未穿透肌肉性黏膜層（muscularis mucosae）至黏膜下層（submucosal layer）。
- **T1**：腫瘤侵犯到黏膜下層（submucosal layer）。
- **T2**：腫瘤侵犯到肌肉層（muscularis propria）。
- **T3**：腫瘤侵犯穿透肌肉層至漿膜層以內（subserosal area），或無腹膜覆蓋之大腸及直腸周圍組織。
- **T4a**：腫瘤直接侵犯穿出腸壁至漿膜層（意即腹膜的臟器層〔visceral peritoneam〕）。
- **T4b**：腫瘤侵犯至周邊其他段落的器官。例如：盲腸癌侵犯至乙狀結腸或是其他器官或臟器。

有無淋巴結的轉移（N）

- **Nx**：局部淋巴結無法評估。
- **N0**：無局部淋巴結之轉移。
- **N1a**：有1個局部淋巴結轉移。
- **N1b**：有2～3個局部淋巴結轉移。
- **N1c**：沒有局部淋巴結轉移但有癌細胞轉移至腸繫膜。
- **N2a**：有4～6個之局部淋巴結轉移。
- **N2b**：有7個以上之局部淋巴結轉移。

評估淋巴結是否轉移

美國癌症聯合會及美國病理學會，建議大腸直腸癌病人若手術前「沒有」接受輔助性治療（即化療或是放射線治療），手術切除的總淋巴結數至少必須大於 12 顆以上，用以評估淋巴結癌症轉移情況。若沒切除 12 顆以上淋巴結，則表示手術清除範圍不夠，或是病理的檢查不夠仔細，這將影響到病理期別認定的正確性，導致錯誤的後續治療方式的選擇。

在最新一版 AJCC（第八版）中特別強調，侵犯淋巴結的腫瘤大小要超過 0.2 公厘才能算是有轉移。

■ 有無遠處轉移（M）

- **Mx**：遠端轉移無法評估（或是未做評估）。

- **M0**：無遠處轉移。

- **M1**：有遠處轉移。

- **M1a**：腫瘤轉移至一處遠端器官並且無合併腹腔內轉移。

- **M1b**：腫瘤轉移至兩處以上遠端器官並且無合併腹腔內轉移。

- **M1c**：腫瘤有腹膜轉移，不論有沒有合併其他遠端器官轉移。

大腸癌分期表

　　醫師在取得所謂 TNM 的分數之後，就可以將癌症的狀態加以正確的描述，以大腸直腸癌最常見的組織型態的腺癌（adenocarcinoma）為例，其分期為第零期至第四期，共五個期別，每一期有不同的預後，同時也有不同的治療方針。

期別	腫瘤（T）	淋巴結（N）	轉移或擴散（M）
Stage 0	Tis	N0	M0
Stage I	T1-2	N0	M0
Stage II	T3-4	N0	M0
Stage III	T1-4	N1-2	M0
Stage IV	T1-4	N0-2	M1

在第八版美國癌症聯合會（AJCC）分期，則有更細的劃分——

期別	腫瘤（T）	淋巴結（N）	轉移或擴散（M）
Stage 0	Tis	N0	M0
Stage I	T1	N0	M0
	T2	N0	M0
Stage II A	T3	N0	M0
Stage II B	T4a	N0	M0
Stage II C	T4b	N0	M0
Stage IIIA	T1-T2	N1／N1c	M0
	T1	N2a	M0
Stage IIIB	T3-T4a	N1／N1c	M0
	T1-T2	N2b	M0
Stage IIIC	T4a	N2a	M0
	T3-T4a	N2b	M0
	T4b	N1-N2	M0
Stage IVA	Any T	Any N	M1a
Stage IVB	Any T	Any N	M1b
Stage IVC	Any T	Any N	M1c

　　以下將以本院的統計資料為例，說明每一期別之個別預後情形，這些資料不但可以作為疾病治療效果的預測，同時用以改進對不同期別病人的治療方式，對於國家的衛生主管機關來說，也可用以評估不同醫院之間的治療結果差異。

和信治癌中心醫院2017至2021年大腸直腸癌病人期別分布表及五年存活率

期別	0	I	II	III	IV	不詳	全部
人數	13	56	45	175	110	15	414
百分比	3%	14%	11%	42%	27%	4%	100%
五年存活率	100%	98%	86%	81%	20%		92%

和信治癌中心醫院2017至2021年結腸癌病人期別分布表及五年存活率

期別	0	I	II	III	IV	不詳	全部
人數	39	78	122	160	176	22	597
百分比	7%	13%	20%	27%	29%	4%	100%
五年存活率	100%	95%	92%	82%	20%		67%

大腸直腸癌的治療原則及流程

文／朱俊合（大腸直腸外科・資深主治醫師）、黃國埕（腫瘤內科部・資深主治醫師）

隨著治療儀器、技術、藥物及精準醫療的進展，腸癌病人的治療成效也日益進步，但也隨著選擇性的多樣化及更加複雜的治療概念，對病人及家人來說，往往無所適從，無法做出最適合自己的決策。具備基本的癌症治療概念、找到值得信賴的專業醫療團隊，並持續進行良好的病醫溝通，都是提升整體治療成果的關鍵因素。

本章會介紹大腸直腸癌的基本治療原則。我們會在接下來的章節陸續介紹精準醫療的進展、癌症各種治療方式、多功能團隊治療模式的概念。

大腸直腸癌的治療原則

大腸直腸癌的治療方式包括「**外科手術**」、「**藥物治療**」及「**放射治療**」。**外科手術**包括：**傳統剖腹手術、微創手術**（腹腔鏡手術及達文西機器人手臂手術）；**藥物治療**則包括**化學藥物、標靶藥物**及**免疫治療**。至於要先手術治療或先用其他方式治療，則應先整體考量病人之年齡、身體狀況、腫瘤侵犯程度、腫瘤位置與治療意願等，並評估各項選擇之風險與利弊。

原則上若大腸或高位直腸癌的臨床分期是**一到三期**，則先以**手術切除**為主，手術後如病理檢驗發現**淋巴結**或**局部器官**侵犯或**其他風險因子**，則視病人情況給予**術後輔助性化學治療。**

若臨床分期是**第四期**，且腫瘤本身沒有立即出血、阻塞或穿孔之危險性，則可先應用**化學藥物**與**標靶藥物**，縮小原發腫瘤並減少遠端轉移腫瘤的範圍及大小，再將遠處轉移及原發腫瘤盡可能以**手術方式**切除乾淨，藉以延長存活期，若治療反應極佳，部分第四期患者，甚至有治癒的可能。若屬於無法切除之第四期腫瘤，則需依病人基因檢測結果、體力及營養狀態，長期接受**化學治療、標靶治療**或**免疫治療**。

而長在距肛門口 **7 公分以內的中低位直腸癌**，考量其有較高的局部復發率及為了增加保留肛門的可能性，可在手術前給予**前導性放射線**及**化學藥物**治療，來縮小腫瘤，以增加可切除率，減少復發率及增加肛門保留率。

以上所述皆為基本的大原則，醫師會依病人身體狀況及病情的不同，而有不一樣的調整。

大（結）腸癌治療流程

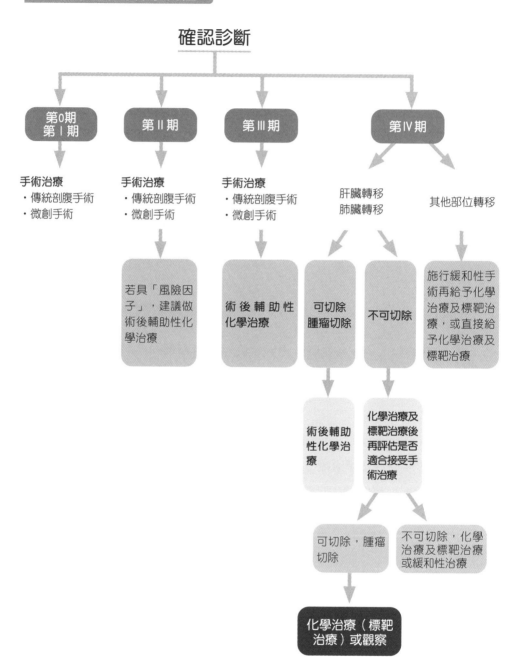

確認診斷

| 第0期 第Ｉ期 | 第Ⅱ期 | 第Ⅲ期 | 第Ⅳ期 |

手術治療
・傳統剖腹手術
・微創手術

手術治療
・傳統剖腹手術
・微創手術

手術治療
・傳統剖腹手術
・微創手術

肝臟轉移
肺臟轉移

其他部位轉移

若具「風險因子」，建議做術後輔助性化學治療

術後輔助性化學治療

可切除腫瘤切除

不可切除

施行緩和性手術再給予化學治療及標靶治療，或直接給予化學治療及標靶治療

術後輔助性化學治療

化學治療及標靶治療後再評估是否適合接受手術治療

可切除，腫瘤切除

不可切除，化學治療及標靶治療或緩和性治療

化學治療（標靶治療）或觀察

※ 註：此診療原則，將會依據病人實際狀況及專業醫師判斷，而有所差別。

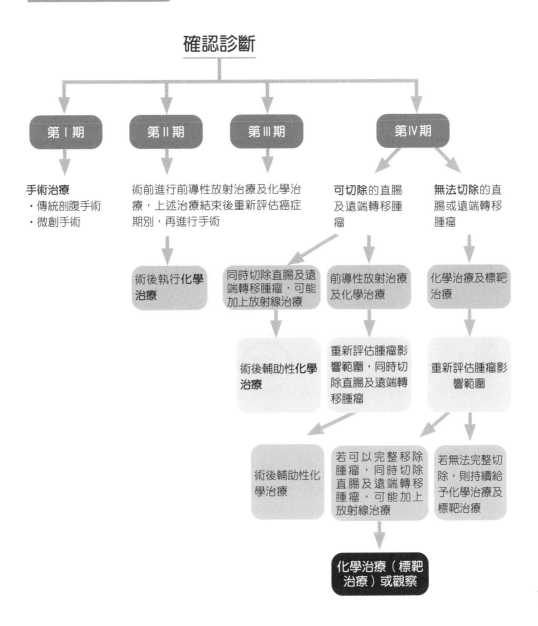

確認診斷

第Ⅰ期

第Ⅱ期

第Ⅲ期

第Ⅳ期

手術治療
·傳統剖腹手術
·微創手術

術前進行前導性放射治療及化學治療，上述治療結束後重新評估癌症期別，再進行手術

可切除的直腸及遠端轉移腫瘤

無法切除的直腸或遠端轉移腫瘤

術後執行**化學治療**

同時切除直腸及遠端轉移腫瘤，可能加上放射線治療

前導性放射治療及化學治療

化學治療及標靶治療

術後輔助性**化學治療**

重新評估腫瘤影響範圍，同時切除直腸及遠端轉移腫瘤

重新評估腫瘤影響範圍

術後輔助性化學治療

若可以完整移除腫瘤，同時切除直腸及遠端轉移腫瘤，可能加上放射線治療

若無法完整切除，則持續給予化學治療及標靶治療

化學治療（標靶治療）或觀察

大腸直腸癌的精準醫療

※註：此診療原則，將會依據病人實際狀況及專業醫師判斷，而有所差別。

大腸直腸癌的精準醫療

文／黃國埕（腫瘤內科部・資深主治醫師）

何謂精準醫療

　　上個世紀的癌症治療，我們發現同樣的藥物用在不同病人身上，治療效果卻好壞不同。隨著醫療科技進展、對基因檢測能力的進步，我們對於癌症的了解更加深入。透過一些生物標記（Biomarker），我們可以將同一種癌症的病人進一步區分成不同族群，給予各自適合的藥物，期待每位病人能達到最佳的治療效果，這就是精準醫療（Precision medicine）的精神。

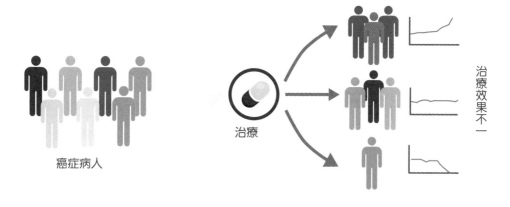

癌症病人　　治療　　治療效果不一

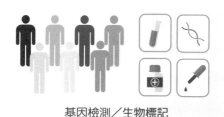

基因檢測／生物標記

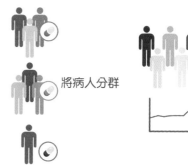

將病人分群　　治療　　治療效果最佳化

精準醫療（Precision medicine）

精準醫療這個名詞在 2015 年美國前總統歐巴馬宣布啟動「精準醫療計劃」（Precision Medicine Initiative）後，成為醫學界和生技產業熱門討論和爭相競逐的議題。目前精準醫療已廣泛應用在肺腺癌、乳癌、大腸直腸癌、卵巢癌、攝護腺癌、軟組織肉瘤、淋巴癌等癌症治療。隨著次世代基因定序（Next generation sequencing）的發展，透過辨識出特定基因突變，我們也可以針對該基因突變、不限癌種，給予病人適當的藥物治療。

精準醫療在大腸直腸癌的應用

早期大腸直腸癌

醫師在第二期大腸癌病人術後，會檢測病人是否帶有 MMR（mismatch repair）基因的突變，若表現低下（deficient mismatch repair, dMMR），會檢測出微衛星不穩定度高（microsatellite instability-high, MSI-high）。在臨床上，病人若檢測為 MSI-high，代表其預後較佳，復發機會較低，接受 5-FU 的輔助性化療並不會降低復發率。因此在醫師的評估下，病人是可以不必接受 5-FU 輔助性化療，僅規律追蹤即可。

2022 年，美國斯隆－凱特琳癌症中心（MSKCC）的一項小型免疫療法試驗，收治 12 名罹患第二、三期直腸癌並具微衛星不穩定性高表現（MSI-high）的病人，在經過為期 6 個月的免疫治療後，全部病人體內的腫瘤都消失了，病人無須再接受其他任何形式的癌症治療，包括手術、化放療。此研究登上《新英格蘭醫學期刊》（The New England Journal of Medicine），12 名病人經追蹤 6～25 個月不等，都沒有發現任何復發的跡象。此結果引起全球醫療專家高度關注，此治療方式也列入美國國家癌症資訊網（NCCN）指南中。因此若第二、三期直腸癌病人帶有 MSI-high 的表現，可考慮使用免疫治療，唯目前健保未給付，治療期間也應密切監控局部腫瘤狀況。

晚期大腸直腸癌

■ RAS基因

· 野生型（Wild type）：抗表皮生長因子受體（Anti-EGFR）藥物治療有效機會高，但在右側大腸、具 BRAF 基因突變、HER2 過度表現的病人，可能效果

較差，應謹慎使用。

- 突變型（Mutant type）：抗表皮生長因子受體（Anti-EGFR）藥物治療無效，不建議使用此類藥物治療。

- KRAS（G12C）突變：可考慮 G12C 抑制劑合併抗表皮生長因子受體（Anti-EGFR）藥物治療。

▦ BRAF基因

具 BRAF V600E 基因突變者，預後較差，對於單純使用抗表皮生長因子受體（Anti-EGFR）藥物治療反應也較差。

但近幾年研究，合併 BRAF 抑制劑及抗表皮生長因子受體（Anti-EGFR）藥物治療可發揮更佳療效，已列為標準第二線治療。第一線治療的臨床試驗正在進行中。

▦ 微衛星不穩定度高（MSI-high）

若病人具 MSI-high 表現，免疫檢查點抑制劑有機會有效，可考慮嘗試。甚至應用於第一線治療，比起傳統化療，穩定時間更久。唯健保並未給付，須自費使用，且無效者可能疾病惡化更快，故使用上，應密切監控疾病進展。

若病人不具 MSI-high，為 MSS（microsatellite stable，微衛星穩定），不建議單獨使用免疫檢查點抑制劑。零星研究顯示，免疫治療合併口服標靶（癌瑞格）使用，可發揮些許療效，建議與醫師討論是否適合嘗試。

▦ HER2過度表現

具 HER2 過度表現的病人，若化療標靶治療效果不佳，可考慮使用抗 HER2 標靶藥物治療。

▦ NTRK基因融合變異

具 NTRK 基因融合變異的病人，可考慮使用 NTRK 標靶藥物（Larotrectinib、Entrectinib）治療。

▦ RET基因融合變異

具 RET 基因融合變異的病人，可考慮使用 RET 標靶藥物（Selpercatinib）治療。

原發腸癌位置（左右大腸）

　　大腸在胚胎發育的過程中是由早期胚胎的中腸及後腸發育融合而來。經由多年的研究後發現，原發部位在左側或右側大腸的轉移性腸癌不管在臨床表現、預後、對治療的反應，都有明顯的差異。

右側大腸

　　預後較差，對藥物治療反應較差。

　　RAS 基因野生型，抗表皮生長因子受體（Anti-EGFR）藥物治療反應較差，建議優先使用抗血管內皮生長因子（Anti-VEGF）藥物治療。

左側大腸

　　預後較佳，對藥物治療反應較佳。

　　RAS 基因野生型，抗表皮生長因子受體（Anti-EGFR）藥物治療反應較佳，建議優先使用抗表皮生長因子受體（Anti-EGFR）藥物治療。

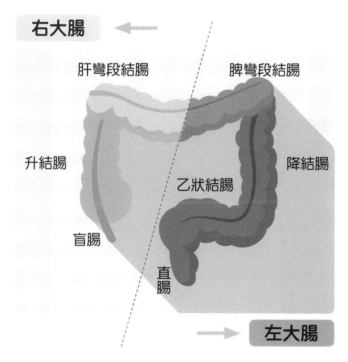

手術治療

文 / 朱俊合（大腸直腸外科・資深主治醫師）、陳建志（大腸直腸外科・碩學主治醫師）

　　外科手術切除一直是癌症治療的主力之一，如能將病灶完全切除，其治癒的機率越高，對大腸直腸癌的治療來說也是如此；另外，手術是否合併做人工肛門，則視掌管肛門功能的括約肌是否受到病灶的侵犯而定。

　　對於大部分末期的大腸直腸癌病人而言，手術並不能提供治癒性的治療，有時僅能扮演症狀治療的角色，此時病人接受手術的主要目的在於解除大腸癌所引起的併發症，如阻塞、出血及穿孔等，手術可以減少病人的不適，同時也可增加接受其他治療方式的機會。

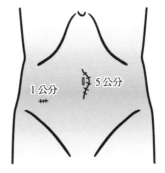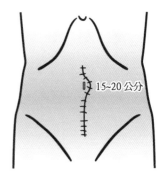

微創手術傷口　　　　　傳統剖腹手術傷口

傳統剖腹手術，會在腹壁上留下15～20公分長的垂直傷口，而微創手術則只在肚臍周圍留下5公分長的傷口（因手術方式不同，傷口的位置也可能不一樣）。

手術治療原則

　　罹患大腸直腸癌最令人擔心的就是轉移的問題，如癌細胞經由血流往遠端器官轉移、經周遭淋巴系統往中樞淋巴轉移、直接在腹腔內的腹膜上散播或是經腸壁延伸等，因此所謂治癒性的手術不能單單把腫瘤摘除，必須完整切除部分腸道並包含周遭足夠的淋巴組織、血管、脂肪及軟組織，且要有足夠的安全距離。

　　原則上，癌症手術的第一原則是**保全生命安全**，第二原則是**盡可能完整摘除癌症病灶**，第三原則則是**減少病人因癌症手術而不得不犧牲的生理功能**（如切除肛門，裝置永久人工肛門［造口］）**以及承受的痛苦**。在此原則順序之下，選擇可以治癒疾病的手術方式。

1. **評估手術風險：**任何的醫療行為都有潛在的風險，為了降低風險，做好完善的準備及嚴格遵守確保安全的標準作業程序，是絕對必要的。

   在手術前，主治醫師會清楚和病人及其家屬共同討論手術治療的目的、過程及預期結果，也會說明術中可能發生的問題與風險、術後可能發生的合併症，此外，為了解病人潛藏的問題及預防意外的發生，必須進行「術前評估」，來增進或保障手術及麻醉的安全。

   因此，醫師會為病人進行一連串的問診、理學檢查等，如是否有高血壓、糖尿病、心臟病等；目前是否有服用任何藥物；有無藥物過敏史；家屬中有無因麻醉而產生死亡或併發症、心電圖檢查（檢視心臟是否缺氧、心肌梗塞……）、抽血檢查（評估血液凝固功能、肝功能、腎功能、血糖、甲狀腺功能……），若病人檢驗結果出現異常，必要時須交由內科醫師先行評估控制後再行手術。

2. **完善的腸道準備：**手術前病人必須先做清腸工作，清腸的步驟每家醫院並不一致。在本院，病人於手術前一晚下午6點須依醫師指示服用Bow Klean Powder一包加水250cc，喝完後仍須服用大量水分（約1,500cc，水分選擇以無渣飲料為原則，如運動飲料、茶、礦泉水……）以利腸道清潔；午夜12點起至隔日上午6點前僅能服用250cc水或無渣飲料。

手術治療與大腸直腸癌

大腸直腸癌依腫瘤位置的不同，採取的手術方式也會稍有不一樣。依據不同的手術方式，切除的腸道範圍、手術的相關風險、術後的長期影響等，自然也會有所不同。

常見的手術種類有右半結腸切除、左半結腸切除、乙狀結腸切除、直腸低前位切除（low anterior resection）、經腹部合併直腸會陰切除，至於其他的手術，如哈特曼氏（Hartmanns'）手術、次全大腸切除、全大腸直腸切除與直腸腫瘤局部切除等，醫師會視疾病狀況不同，採取不同的手術選項。

病人與家屬常常關注的問題之一是：**「手術會切除多長的腸道？」**在這裡我們要強調的是，切除腸道的長短是根據解剖學及淋巴血液回流途徑決定的，

手術醫師切除的是一個解剖學的範圍，因為每個人的大腸直腸長度都不同，所以切除的腸道長短也會不一樣。

　　大部分的手術在切除包含病灶的腸段後，會再對兩端健康的腸道進行吻合。一般來說，除非是接受所謂的「經腹部合併直腸會陰切除」，否則大部分的人工肛門都是暫時性的，主要的目的是將腸道裡的糞便暫時分流，讓糞便不會經過新完成的腸道吻合處，以避免腸道吻合處發生滲漏時導致嚴重感染的術後併發症。

暫時性人工肛門與永久性人工肛門

　　至於，什麼樣的病人需要做「暫時性人工肛門」，相關的影響因素很多，包括：腸吻合的完整度、術前腸道是否進行清腸準備、手術時腸道是否有因腫瘤而發生阻塞、吻合接口是否非常接近肛門口、甚至跟病人術前的營養狀況或者是否曾接受過化學、放射線治療等都有相關。

　　基本上，此類暫時性的人工肛門的確可以減少術後發生因腸道吻合處癒合不良所引起的嚴重併發症，但是另一方面，人工肛門會增加術後病人生活上一定程度的不便，病人也必須再次接受手術來關閉人工肛門，兩者的利弊互見。臨床上，手術醫師基於病人安全原則，會做對病人最安全有利的抉擇。

　　病人關注的另一個焦點則是：「何時會需要做『永久的人工肛門』？」最直接相關的因素是腫瘤病灶和肛門口的距離，以距離的公分數（3～4公分）作為選擇條件，是較為不客觀的說法，確切的說法應該是要看掌管肛門功能的括約肌是否受到病灶的侵犯，一旦骨盆腔核磁共振的影像檢查或是醫師肛門指診認為病灶侵犯括約肌，基於完整治療疾病的原則，切除肛門口合併永久性人工肛門則是不得不的選擇。不過，近年來，由於醫療器材及手術技術的改善與進步，低位直腸癌病人的肛門保留比例有逐漸增加的趨勢。

　　此外，關於括約肌保留手術的部分，需要特別強調的是，雖然肛門外觀是保留住了，但是功能方面必定會大不如前，一般常見的長期後遺症包括：病人排便次數會增加，但每次的量並不多，有些人可能一天排便次數超過10次以上，而必須服用藥物來控制症狀。也可能有輕度的失禁狀況發生，也就是在排氣的同時合併少量的液體排出，這常會造成病人社交活動的困擾。

總而言之，對於病灶非常接近肛門口的直腸癌病人來說，手術時盡可能做括約肌保留手術，避免永久性人工肛門，雖然符合病人對保持原本正常生理功能的期待，但是術後長期的後遺症仍然是目前無法克服的難題。

臨床上，有些病人因為年紀較長，肛門括約肌功能原本就不好，接受完括約肌保留手術後，肛門功能所剩無幾，導致生活品質反而遠低於有永久性人工肛門的病人。

常見的手術方式名稱

■ 1. 右半結腸切除

- 病灶位置：盲腸、升結腸、肝曲部、近端橫結腸。

- 切除腸道範圍：末端迴腸、盲腸、升結腸、近端橫結腸。

- 是否需要人工肛門（造口）：否。

- 術後對日常生活影響：術後初期可能短暫出現腹瀉現象，3～6個月後幾乎可完全恢復原本排便習慣。

■ 2. 左半結腸切除

- 病灶位置：遠端橫結腸、脾曲部、降結腸、近端乙狀結腸。

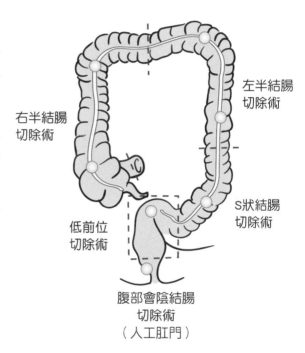

不同大腸直腸腫瘤病灶位置所需要的手術方式及其切除範圍。

- 切除腸道範圍：遠端橫結腸、脾曲部、降結腸或乙狀結腸。

- 是否需要人工肛門（造口）：否。

- 術後對日常生活影響：因腸道被截彎取直，同時容積減少，術後病人的排便次數會增加，但少見影響日常生活品質。

3. 乙狀結腸切除（前位切除術）

● 病灶位置：乙狀結腸。

● 切除腸道範圍：乙狀結腸、部分上端直腸。

● 是否需要人工肛門（造口）：否。

● 術後對日常生活影響：因腸道儲存容積減少，術後病人的排便次數會增加，部分病人會需要服用藥物減緩腸道蠕動速度，以減少排便次數。

4. 直腸低前位切除

● 病灶位置：乙狀結腸與直腸交界處、直腸。

● 切除腸道範圍：乙狀結腸、大部分直腸。

● 是否需要人工肛門（造口）：部分病人需要暫時性人工肛門，以避免低位的腸道吻合處發生滲漏所引起的併發症。

● 術後對日常生活影響：因大部分直腸被切除，糞便失去儲存的場所，絕大多數病人都會面臨排便次數增加，以及持續出現便意感的困擾，服用藥物可以改善症狀的嚴重度，但是無法讓病人完全恢復到原本的生活型態。越低位的直腸腫瘤接受手術後，不適的症狀會越明顯。

5. 經腹部合併直腸會陰切除

● 病灶位置：低位直腸（腫瘤影響到肛門括約肌）、肛門。

● 切除腸道範圍：乙狀結腸、直腸、肛門。

● 是否需要人工肛門（造口）：是，永久性人工肛門。

● 術後對日常生活影響：主要的影響是身體外觀的改變，包括失去肛門口以及腹壁上有永久性人工肛門，當然人工肛門會帶給病人生活上的改變，但是多數病人都能藉由調整生活型態，而維持正常生活起居與社交活動。

6. 全大腸直腸切除

● 病灶位置：多發性大腸直腸癌症、家族性大腸多發性瘜肉症。

● 切除腸道範圍：全部結腸、直腸，但是保留肛門。

● 是否需要人工肛門（造口）：需要暫時性人工肛門（迴腸造口）。

- 術後對日常生活影響：因失去全部結腸與直腸，迴腸直接與肛門口吻合，雖然大部分手術醫師會將部分迴腸縫合成袋狀以增加糞便容積，但絕大多數病人術後依然會面臨嚴重的排便次數增加，以及持續出現便意感的困擾，加上缺乏結腸吸收水分，糞便會成液態狀，更增加症狀造成的不適程度。幾乎所有病人都必須服用藥物來減緩症狀的嚴重度。

7. 直腸腫瘤局部切除

- 病灶位置：低位直腸腫瘤。

- 切除腸道範圍：僅切除部分直腸腸壁組織。

- 是否需要人工肛門（造口）：否

- 術後對日常生活影響：沒有任何影響。

※備註：此項手術方式適用的情形有限，端賴腫瘤的狀況與醫師的判斷，雖然術後的後遺症較少，但疾病的治療程度也同樣受到限制。

8. 經肛門輔助直腸腫瘤切除術

- 病灶位置：中低位直腸腫瘤

- 切除腸道範圍：直腸及部分乙狀結腸。

- 是否需要人工肛門（造口）：視術中情況而定。部分病人需要暫時性人工肛門。

進行手術的方式，大致上可以分為兩種：傳統剖腹手術及微創手術，而微創手術又可以再細分為腹腔鏡手術及達文西機器人手臂手術。以下就各種手術適應症及同異處進行說明。

- 傳統剖腹手術：顧名思義，就是將腹部打開進行手術，病人通常會在腹部中央有一道15～20公分長的縱切傷口。

- 微創手術：又分為腹腔鏡及達文西機器手臂手術。這兩種手術都是在腹部有3～4個0.5～1公分的傷口，以插入器具用來進行手術，並且有一個為了取出腫瘤而切開的3～5公分左右的傷口，其傷痕比剖腹手術小了許多；住院期間也相對的較為縮短。

微創手術與大腸直腸癌

以微創手術來進行手術切除大腸直腸癌，是近年來對於大腸直腸相關手術的一大進展！近 10～20 年來，來自歐美以及日本等醫療先進國家的研究報告都顯示，相較於傳統剖腹手術，接受微創手術的病人，術後疼痛減輕、腹部外觀傷口較小、術後腸道排氣時間較快、可較早進食與出院、甚至恢復日常生活起居所需的時間也較短。

然而對癌症病人最重要的手術切除病灶完整度，以及追蹤多年後的疾病復發率方面，剖腹及微創兩種手術方式則是達到一樣的效果，沒有任何差異。至於，兩者在術中可能發生的危險、術後可能產生的併發症及後遺症，或是手術切除的範圍則並無不同。

隨著科技的發展，微創手術除了腹腔鏡手術外，也加入機械手臂輔助手術的方式，一般來說，腫瘤侵犯周邊組織越深，則腹腔鏡手術失敗的機會越高。因此較適合以腹腔鏡進行大腸直腸手術的條件為：病灶不宜太大且未侵犯鄰近重要器官、男性身體 BMI 值小於 32 kg/m^2、女性身體 BMI 值小於 35 kg/m^{2}者、之前未接受過大範圍的腹部手術以及非高麻醉風險的病人。

達文西微創手術系統為目前全球發展最早及成熟的系統，它是一種結合電腦、精密機械科技與 3D 影像系統的立體微創手術系統，整個手術系統包含 4 隻機器手臂的手術台車（Patient Cart）、醫生主控台（Surgeon Console）及中央影像系統（Vision System）等三個部分，它的優點包括：

1. 透過3D視覺系統及放大效果，外科醫師可以看清楚手術範圍及重要的神經、血管，而做到最精準的切除、修補和縫合。

2. 機械手臂設計精密、靈巧，具有與人類手腕相似之活動度，可克服腹腔鏡手術器械之侷限性，讓外科醫師在狹窄的空間（如：骨盆腔）也能從事精細的分離。

3. 所有手臂皆由醫師自己掌控，大大減少了助手的依賴性，目前廣泛使用於各種不同的手術中，其中以泌尿科及婦科手術為大宗，而直腸切除手術亦快速增加中，其安全性已被廣泛信任與接受，但是長期追蹤的疾病復發率及存活率尚缺乏較多的研究報告，且高手術費用一直是為人詬病的地方，隨著專利保護期逐漸到期，各種不同類型的手術輔助機器人系統準備上市，自2023年起健保已開始給付機械手臂切除直腸手術。

然而病人是否適合進行微創手術，影響的因素很多，除了病人本身原本身體狀況，病灶是否有侵犯其他器官之外，由於微創手術有技術的門檻、醫院的設備及人員配置、病人需自費以及手術醫師對微創手術的熟悉度或是病人對新的醫療技術的接受

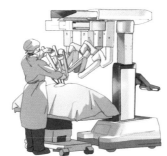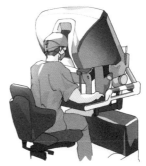

以達文西系統進行微創手術時，外科醫師坐在主控台操作機械手臂進行手術。

度等，都是需要考量的原因。因此微創手術的成功與否，關鍵點還是得取決於醫生的手術經驗，和臨床上對病人病情條件的判斷，以決定什麼樣的手術方式對病人最有利。

	傳統剖腹手術	腹腔鏡手術	達文西手術
傷口大小	大	小	小
傷口疼痛程度	較痛	較輕微	較輕微
視野清晰度	肉眼	解析度較高	3D立體高解析度
操作靈活度	雙手	有限制	最精細
切除範圍	相同	相同	相同
價格（自費部分）	低（約5萬元）	中（約5～15萬元）	高（約20～30萬元）

經肛門輔助直腸腫瘤切除術

相較於其他部位，直腸腫瘤由於位在狹小的骨盆腔中，其手術難度比較高，再加上血流供應的關係，此處的手術併發症也一直遠高於其他部位，進而反應出較高的局部復發率。因此近 10 年來，經肛門輔助直腸腫瘤切除術便漸漸發展，期望能降低醫師實行直腸腫瘤手術切除時的困難處。

直腸腫瘤手術部分主要分為兩個部分：

1. **腹腔部分**——淋巴廓清及血管結紮：兩種術式相同，切除範圍亦同。

2. **骨盆腔部分**——直腸繫膜及腫瘤切除：切除路徑不同，但切除範圍仍然相同。

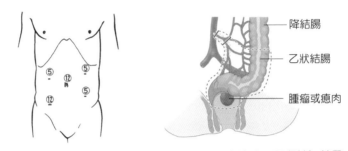

降結腸
乙狀結腸
腫瘤或瘜肉

腹部約有3～5個小於1公分的傷口　　手術切除範圍，兩者並無差異

兩種手術不同之處在於：

● **經肛門輔助直腸腫瘤切除手術**：是在決定遠端安全距離切除處，開始從骨盆腔由下向上進入腹腔已切除處。

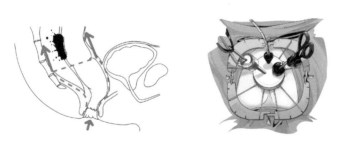

肛門處架設特殊經肛門腹腔鏡手術平台，以利腹腔鏡器械進出。

● **微創經腹直腸腫瘤切除（腹腔鏡或機械手臂）**：是延續腹部手術的部分繼續由腹腔由上往下進入骨盆腔進行直腸繫膜及腫瘤切除。

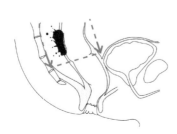

腫瘤減積手術（**cytoreduction**）與腹腔內溫熱化學治療（**HIPEC**）

腹膜是覆蓋在腹腔跟大部分內臟表面的一層薄膜，可充當血管、淋巴管和神經的通道，可以減輕內臟間彼此的摩擦，也能在內臟受到撞擊時提供緩衝，癌細胞可藉由局部腹膜的直接侵犯或經由血液及淋巴液造成廣泛性腹膜轉移。

結直腸癌腹膜轉移的治療困境有二，一是整個腹膜充滿著大大小小的腫瘤，手術切除乾淨有難度，具有高併發症且需要驚人的體力及耐心；其二，即使外科醫師將可見的腫瘤切除乾淨，仍可能有非肉眼可見的癌細胞殘存，容易復發，須藉由化學藥物才能抑制腫瘤增長，然而經由血液循環之化學藥物很難穿透腹膜達到毒殺癌細胞的效果。過往研究顯示將化學藥物注入腹膜腔，並將其加溫至攝氏 40 ～ 42 度的高溫，可以增加 1 ～ 3 公厘的腹膜穿透度，達到毒殺癌細胞的效果。腹腔內溫熱化療發展至今，已經有相當長的時間，然而能否延長病人存活時間，臨床證據並不一致，近期的共識是成功的腫瘤減積手術是腹腔內溫熱化學治療的先決條件。

畢竟這是高風險、高併發症的治療，因此病人能否接受腫瘤減積手術需要仔細的評估，包括心肺功能、營養狀況、體力狀態、麻醉風險、腹膜轉移嚴重程度及腫瘤能否清除至小於 0.25 公分，因此如果病人身體狀況不佳、腹膜轉移嚴重（腹膜癌化指數大於 20）或預期殘留腫瘤大於 0.25 公分皆不建議手術。

達到成功的腫瘤減積手術後是否施行腹腔內溫熱化學治療，可依醫師的經驗與醫院設備給予不同的選擇。

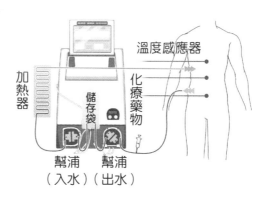

腹腔內溫熱化學治療（HIPEC）

常見併發症

　　術後併發症會依照腫瘤的嚴重程度及使用的化學藥物有所不同，較常見的併發症有免疫力降低而造成的感染、腸吻合處滲漏需再次手術，或腸道受熱效應影響造成腸麻痺、電解質失衡或急性腎衰竭等，整體併發症從 10～30% 不等，大部分均能經由治療改善，並隨著照顧經驗的累積而慢慢降低。

　　腫瘤減積手術和腹腔內溫熱化學治療是腹膜轉移治療上的一個選項，目前健保已針對 5 種癌症在符合適應症下，給付術中溫熱化療的費用，採事前申請，包括：腹膜假性黏液瘤、惡性腹膜間皮細胞瘤、大腸癌、胃癌或卵巢癌合併腹腔內轉移，並非每個病人都適用，需與醫師好好溝通討論，由有經驗的醫療團隊給予治療。

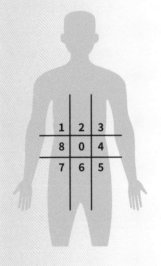

區域		病變尺寸	病變尺寸分數
0	中央	——	LS 0 無可見腫瘤
1	右上部	——	LS 1 腫瘤0.5公分以下
2	上腹部	——	LS 2 腫瘤5公分以下
3	左上部	——	LS 3 腫瘤5公分以上或匯合
4	左脅腹	——	
5	左下部	——	
6	骨盆	——	
7	右下部	——	
8	右脅腹	——	
9	上空腸	——	
10	下空腸	——	
11	上迴腸	——	
12	下迴腸	——	
	PIC	☐	

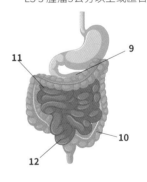

圖 腹膜癌化指數（PCI）：
將腹腔分成13個區域，每個區域依腫瘤大小給予0～3分，之後加總分數，最高39分，分數越高代表越嚴重，預後越差。

放射線治療

文 / 鍾邑林（放射腫瘤科·資深主治醫師）

　　「**一般劑量放射線**」利用光電效應，來透視身體以診斷疾病（像是胸部 X 光或電腦斷層），但「高劑量放射線」經由康普頓效應，可直接或間接利用輻射能來殺死癌細胞，治療癌症。

　　「**高劑量放射線治療**」是利用具有高穿透力的能波光束（光子〔無質量〕），或高能量粒子射束（電子〔輕質量〕，或質子、中子、π 介子、氦、氖、矽、氫原子和碳離子〔重質量〕）來治療疾病。

　　由於光子、電子、質子、離子和原子間，有不同物理化學特性，各有其臨床上的運用時機。例如，**電子束線放射治療**常用於治療皮膚、黏膜和表淺病變的腫瘤，可用於術中放射治療，但因治療結果不好，現已很少使用；理論上，質子類的**重粒子放射治療**對腫瘤周圍的正常組織應有較低的傷害，大多用於小兒癌症或腦幹旁腫瘤，但對於腹腔及骨盆腔會隨呼吸移動的腫瘤，其治療結果並不突出，且需要昂貴的基礎設施，目前在財務範圍內，只有少數質子或重粒子放射治療中心；相對地，新式的光子直線加速器皆可快速的以較經濟有效率的光子刀模式治療各種深度的腫瘤，已是現代癌症治療的主流。

質子類重粒子治療跟光子刀治療之比較

比較	重粒子線治療	光子治療
輻射類型	質子或重離子（如碳離子）	高能量 X 射線
能量沉積	布拉格峰（將大部分能量沉積在組織的特定深度）	具有入口劑量和出口劑量（能量穿過身體時逐漸沉積）
治療精確度	慢但高精度（影像導引，呼吸調控）	快且高精度（影像導引，呼吸調控）
治療腫瘤類型	對於某些類型的腫瘤特別有利，例如位於關鍵區域的腫瘤（例如脊髓和兒科腫瘤）	各種類型的腫瘤
可用性和成本	設施不太常見且昂貴，使用受到限制	設施廣泛且通常便宜
副作用	對健康組織的損害較小	對健康組織的劑量稍高

放射治療與直腸癌

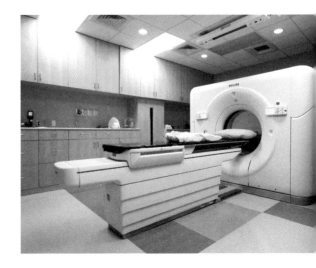

直腸癌因為其解剖學上的位置低於腹膜包覆區域，所以距肛門口 0～12 公分的直腸癌，比其他位置的大腸癌有較高的局部復發機率，因此放射治療常用來配合手術以增加局部控制率，甚至放射合併一些化學治療更可提升病人存活率。

直腸癌的放射治療大致可分為手術前放射治療及手術後放射治療。手術前放射治療，可降低腫瘤體積，增加手術完全切除及肛門保留率。手術後放射治療，放射治療目的在消除手術無法去除之病灶，進而減少復發率。

臨床實驗證實，對於一些臨床期別**第三期（局部淋巴結有轉移）或局部侵犯較厲害的直腸癌病人**，術前的放射合併化學治療，不只提高治癒率，更比術後再接受放射合併化學治療有較低的腹瀉副作用。因手術前放射治療比手術後放射治療有較小的急慢性副作用，現已是當今對於局部嚴重直腸癌的主要治療方法。所以，目前的癌症治療準則（NCCN guideline），對於術前核磁共振診斷臨床期別為第三期或局部侵犯較厲害（T3／4 or N+）的直腸癌病人，建議先給予術前放射線治療（土 化學治療）。

根據病人疾病嚴重性的不同，現今有 4 個主要的手術前放射治療策略可選擇：

1. 單純術前短程1周放射治療（500 cGy x 5次），然後立即手術。
2. 術前短程1周放射治療（500 cGy x 5次），然後短程5～12周化學治療（注射mFOLFOX6），隨後進行手術。
3. 術前長程5周放射治療（200 cGy x 25次）合併同步化學治療（口服xeloda或注射5-FU），隨後進行手術。
4. 術前長程3～6個月高劑量誘導式化學治療（mFOLFOX6），然後採用長程或短程放射合併化學治療，再進行手術。

放射治療的副作用

　　新式光子刀模式放射治療並不會引起特殊或疼痛的感覺，一般來說，約有2～40%病人可能會引起短暫可恢復的非常輕微症狀：如偶爾會有稍微疲倦感、覺得有腸蠕動加快或軟便腹瀉、肛門口皮膚癢、頻尿、照射的患部皮膚變乾/癢/黑。

　　只有非常少數的病人（約1～2%）會有放射治療的長期副作用，主要為放射線造成的泌尿道器官及腸壁纖維化、膀胱及腸壁微血管增生或細胞病變，以及性功能障礙等。至於，一些病人因合併化學治療而有嘔吐症狀，這些症狀在治療結束1至2周可消失。

　　尚未停經的婦女，因放射治療會永久傷害卵巢功能，引起停經及不孕，男性的精子數量也可能受到影響。因此對於仍有生育考量的病人，醫生會建議病人在放射治療開始前貯存精子、凍卵或凍胚胎。

放射治療的照護

- **腹瀉：** 必要時可由醫師開立止瀉藥物來改善，飲食方面應避免刺激性食物，宜採低油脂及低渣飲食。
- **疲倦感：** 在治療過程應充分的休息。
- **皮膚照護：** 治療期間保持皮膚的完整性是非常重要的，應選擇寬鬆棉質的衣物，避免穿過緊的衣服。治療區域勿用肥皂或清潔物品清洗，也不可任意塗抹藥膏。
- **下肢水腫：** 宜多休息或睡覺時把下肢墊高或穿彈性襪。

放射治療的步驟

　　放射治療前的準備動作稱做「**定位**」，主要是固定治療姿勢及把腫瘤的範圍以及附近正常組織經過電腦斷層掃描標示出來。在定位時，會在皮膚做標示以確保接下來放療位置的一致性。

　　當作完定位步驟以後，醫師會透過電腦斷層影像找出腫瘤的位置及正常組織的相關範圍，利用新式光子刀模式強度調控放射照射（IMRT 或 Arc therapy）

給予腫瘤最大的劑量且讓正常組織接受劑量降到最低程度。

在完成治療計畫後，會再次核對治療計畫的正確性，之後就開始進行放射治療。放射治療是每天1次、每周照射5天，每天治療的時間會固定在一個時段內，實際放射治療時間約1～3分鐘。治療時只有病人單獨在治療室內，此時務必放鬆心情，靜躺不動。

每周會有一次的門診，主治醫師會詢問治療的副作用是否發生，依症狀給予必要的處置。此外，因死掉的腫瘤細胞是慢慢被吸收或是消失，所以腫瘤治療效果約須等完成整個療程後1個月再評估。

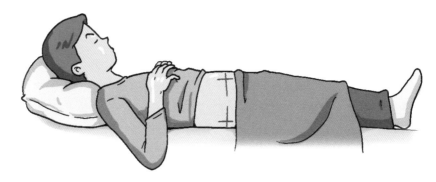

接受放射線治療前，醫師和放射線技術師會在要接受治療的身體部位畫上定位點，以便利後續治療進行。

MRI（T$_3$N$^+$）　　　　　　　放射治療計畫

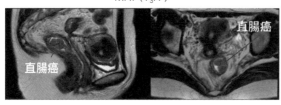

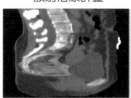

直腸癌

直腸癌

局部淋巴轉移

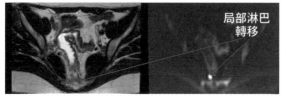

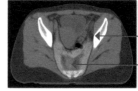

400 cGy
x 5次

500 cGy
x 5次

放射治療在局部復發直腸癌的應用

局部復發的直腸癌治療，在臨床上仍是一個相當具有挑戰性的課題。處理上仍須視病人先前接受過何種治療及其復發的範圍和侵犯的位置來做決定。

如果手術可以將復發腫瘤切除乾淨的話，這些病人仍有治癒的機會。若是病人先前尚未接受過放射治療，則手術合併化學及放射治療（放射治療可術前或術後給），也有一部分的病人可因此得到控制。

但若病人先前骨盆腔已經放射治療過，則再次接受骨盆腔放射治療雖仍有機會達到腫瘤控制，但骨盆腔內之組織及器官，像膀胱、神經、肌肉、骨骼及腸道，將受到一定程度的傷害，在數年後出現後遺症，像是膀胱無力、骨骼壞死、腸道沾黏等而嚴重影響日常生活品質。

所以，骨盆腔的「再次」放射治療，通常只是用於較末期的病人的疼痛及出血等症狀治療，且放射劑量會限制在 3,000 ～ 5.000 cGy。

放射治療的風險與成功率

因為術前的核磁共振並無法百分百正確的診斷第二、三期直腸癌，所以估計約有 18% 的病人，實際的病理期別是第一期，可能因而接受了不必要的放射治療。

但對於接受術前放射合併化學治療的病人，其術後的病理檢查，發現約 16 ～ 35% 的病人已完全看不到殘存的癌細胞，這類病人經過長時間追蹤，是預後最好的一群病人。雖然有許多病人在接受了 1 ～ 5 周的放射化學治療後其臨床排便症狀都已恢復正常，而不想接受手術，但以現今臨床上使用的各項醫學檢查工具，仍無法精準的預測哪些病人是可只接受放射治療而無須手術的，為了保險起見，手術仍是直腸癌病人的必要治療。

另一方面，即使接受了術前放射合併化學治療，仍約有 22% 的病人其術後的病理檢查尚可看到淋巴轉移，此類病人的後續輔助性化學治療對延長生命是非常重要的。

緩和性放射線治療的意義及時機點

緩和性放射治療使用高能量 X 光來縮小癌症、減緩其生長並控制癌症引起的症狀。它的目的不是治癒癌症，因此可以安全地使用較低劑量的輻射，而不會給患者帶來太多副作用。提供安寧療護的目的是控制癌症症狀或預防症狀發生，從而為患者提供更好的生活品質，通常不需要長療程，在大多數情況下，患者只需接受 1 或 2 次治療或最多 10 次治療。如果患者身體虛弱、居住地距離放射治療中心較遠，或情況緊急，例如大量出血、脊髓受壓，醫生會提供當天立即治療。

使用緩和性放射線治療安寧療護有許多不同的原因，包括：

- 緩解骨痛
- 治療脊髓和神經受壓
- 治療腦內癌症的症狀
- 縮小腫瘤以緩解壓力或阻塞
- 止血

化學治療及標靶藥物治療

文／黃國埕（腫瘤內科部・資深主治醫師）

化學治療

　　化學藥物治療會攻擊生長較快速的細胞，包括癌細胞以及身體正常細胞如腸胃道細胞、毛囊細胞、骨髓造血細胞等，所以治療期間除了癌細胞得到控制外，身體也會因正常細胞受損而產生副作用，如：疲累、味覺改變、口腔黏膜受損、噁心、嘔吐、腹瀉、掉髮、血球下降等。化學治療目前應用於第二、三期大腸癌的輔助性治療、局部廣泛性直腸癌的前導性及輔助性治療、第四期大腸直腸癌的緩解性（控制性）治療。

大腸直腸癌治療的化療藥物及其副作用

● 5-Fluorouracil（5-FU）

　　為腸胃道腫瘤治療的老藥，也是大腸直腸癌治療不可或缺的藥。常見的副作用包括味覺改變、口腔黏膜受損、噁心、嘔吐、打嗝、腹瀉等。靜脈注射時有時會造成「周邊靜脈發炎」產生疼痛的不適，病人可見手上血管呈深色變化即為發炎後的痕跡；倘若病人有裝置中心靜脈導管（人工血管）則可避免周邊靜脈發炎的副作用。

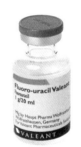

5-Fluorouracil

● Oxaliplatin

　　除了一般常見的腸胃道不適外，特別值得一提的是神經毒性，主要是造成周邊神經的不適感，可分為：

　　- 急性期（給藥後約 1～3 天內）：病人會對冰的溫度感到特別敏感，喝冰開水會有喉嚨刺痛不適感，或是手腳碰觸到溫度低的物品誘發刺痛麻麻的不適感，但此不適感大部分幾天內會消失，並不會長期存在。

　　- 累積性（約療程進行 6～8 次後）：開始會有周邊手腳的麻刺感，持續存

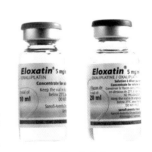

Oxaliplatin

在，隨著療程進行劑量的累加，這個麻刺感可能漸漸加重，甚至造成生活的不便，一些需要靈敏周邊感覺的動作（如扣鈕扣）會受到影響，這個不適感會持續一段時間才慢慢減退。

目前還沒有很強的證據顯示有特別的藥物會減緩或預防此副作用，因此，如果這種症狀越來越嚴重時，應立即告訴醫師，考慮調整劑量或停藥。

另外有一個少見的副作用是「過敏」，特別的是第一次或前幾次不會發生，但在 6 ～ 8 個療程後，發生的機會漸增；臨床表現即是在 oxaliplatin 這個藥物滴注的期間或滴完時發生癢疹、呼吸困難、肚子劇烈絞痛、渾身不適或甚至過敏性休克的狀況。通常，只要立即停藥，做適當處理即可，因此，當病人出現不適時應立即向醫護人員反應，千萬不要忍耐或忽視上述症狀。

● Irinotecan

此藥物造成掉髮的程度會較其他藥物來得明顯。常見的腸胃道副作用以「腹瀉」最嚴重，適度的搭配止瀉藥可減緩腹瀉。此外，有些人在接受藥物的一、兩天內會出現副交感神經亢進的症狀，如：流眼淚、流口水、肚子絞痛等，這些症狀並不會維持太久，但如果症狀極為不適，可藉由藥物來緩解。

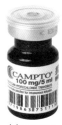

Irinotecan

● Capecitabine（截瘤達）

為口服的 5-FU 藥物，常見的副作用以腸胃道不適為主，比較特別的是手足症（Hand-Foot syndrome），病人會有手掌、腳掌疼痛甚至起水泡、破皮的不適。適度給予局部塗抹的藥膏或服用止痛藥，可以改善症狀。

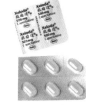

Capecitabine

● UFT（Tegafur & Uracil）

亦為口服的 5-FU 藥物，常見的副作用以腸胃道不適為主。

● Lonsurf（朗斯弗）

為新一代的口服 5-FU 類藥物，主使用於轉移性腸癌的後線治療。常見的副作用以腸胃道不適、骨髓抑制為主。

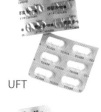

UFT

Lonsurf

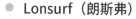

化學治療藥物常見的副作用

藥物	可能造成的不適
5-FU	味覺改變、口腔黏膜受損、噁心、嘔吐、打嗝、腹瀉等
Oxaliplatin	腸胃道不適、神經毒性、過敏等
Irinotecan	腹瀉、流眼淚、流口水、肚子絞痛等
Capecitabine	腸胃道不適、手足症等
UFT	腸胃道不適等
Lonsurf	腸胃道不適、骨髓抑制等

標靶藥物治療

　　隨著醫學研究的進步，我們得以找到造成癌細胞增生及惡化的細胞中訊息傳遞路徑，及特異的基因突變。標靶治療即是針對這些路徑、基因突變設計出的藥物，透過類似**上鎖**的概念進行阻斷，以抑制腫瘤細胞的生長、殺死癌細胞，達到臨床治療的效果。因是針對癌細胞的增生路徑、特異突變進行阻斷，故對正常細胞的傷害相對較低，但仍有其特別的副作用。

　　標靶藥物治療目前於早期大腸直腸癌的治療無角色，主要運用於轉移性腸癌的治療。在轉移性大腸直腸癌，單純使用標靶藥物治療的療效並不顯著，常常會合併化療以達到較佳的治療效果。極少數基因的變異，可單使用相對應標靶藥物治療。

大腸直腸癌治療的標靶藥物及其副作用

● 表皮生長因子受體（Epidermal Growth Factor Receptor）阻斷劑

　　僅適用於無 RAS 基因突變的腫瘤，若有 RAS 基因突變則無效，不建議使用。

　　副作用有皮疹、腹瀉、甲溝炎等，尤其以皮疹最困擾病人，對外觀或生活品質都會造成某個程度的影響，但透過適當處置（如：局部塗抹藥膏、口服抗組織胺、或嚴重化膿時使用口服抗生素）可減緩不適。極少數病人會發生過敏反應，故第一次接受藥物輸注時，應注意如有畏寒、發燒、呼吸困難等任何不適，須立即向醫護人員反應以做適當處置。

目前可使用的表皮生長因子受體阻斷劑有：

Cetuximab（Erbitux 爾必得舒）和 Panitumumab（Vectibix 維必施）。兩者皆為針劑注射。

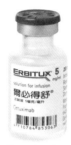

Cetuximab

Panitumumab

● 血管內皮生長因子（Vascular Endothelial Growth Factor）阻斷劑

目前仍無有效的預測因子可以事先得知治療是否會有效。

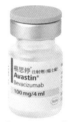
Bevacizumab

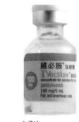
Aflibercept

副作用包括造成高血壓、蛋白尿等，須嚴密監控及適當處置（如調整血壓藥或暫停標靶藥物）。因會影響傷口癒合，故建議此類藥物的使用和手術之間，需間隔一段時間（例如癌思停需間隔 6 周左右）。少見但嚴重的併發症包括出血、栓塞、腸子破裂等，雖然發生機率極低，但一發生則可能造成生命危險。故須與主治醫師討論是否適合使用此藥物，治療期間也應監測注意可能的併發症發生。

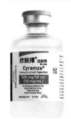
Ramucirumab

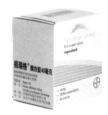
Regorafenib

目前可使用的血管內皮生長因子阻斷劑有：

Bevacizumab（Avastin 癌思停）、Aflibercept（Zaltrap 柔癌捕）、Ramucirumab（Cyramza 欣銳擇）和 Regorafenib（Stivarga 癌瑞格）。前三者為針劑注射，癌瑞格為口服藥物。

● KRAS（G12C）抑制劑

具 KRAS（G12C）突變的轉移性大腸直腸癌可考慮使用 G12C 抑制劑合併抗表皮生長因子受體（Anti-EGFR）藥物治療。

● BRAF V600E 抑制劑

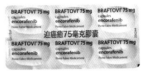

Encorafenib

具 BRAF V600E 突變的轉移性大腸直腸癌，一般預後不佳，對治療反應也不好。2019 年 BEACON 臨床試驗結果發表於《新英格蘭醫學期刊》（The New England Journal of Medicine），證實 BRAF 抑制劑（Encorafenib）合併 Cetuximab（爾必得舒）在經前線治療失敗的具 BRAF V600E 突變轉移性大腸直腸癌有不錯療效，也於 2020 年獲得美國 FDA 核准使用。副作用除了腸胃不適，也要注意是否有皮膚乾癢、關節肌肉痠痛或視力模糊的副作用。

● 抗HER2標靶藥物

對於具有 HER2 過度表現（Overexpression）的轉移性大腸直腸癌，經前線治療失敗後可考慮使用抗 HER2 標靶藥物治療。針劑藥物使用要注意輸注反應（藥物滴注期間造成發燒、喘等不適）副作用，長期使用要注意心臟、肝臟及肺臟功能受損的副作用。

● NTRK標靶藥物

具 NTRK 基因融合變異的病人，可考慮使用 Larotrectinib, Entrectinib 治療。副作用包括腸胃不適、頭暈、白血球下降、心臟功能受損等。

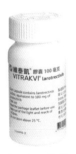

Larotrectinib

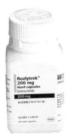

Entrectinib

● RET標靶藥物

具 RET 基因融合變異的病人，可考慮使用 Selpercatinib 治療。副作用包括腸胃不適、水腫、皮疹、血壓高、白血球下降、肝指數異常等。

免疫治療

文／方麗華藥師（藥劑科・副組長）

　　人體的免疫細胞就像國家的巡邏部隊，每天進出人體所有的器官檢查細胞是否有異樣。當正常細胞變成癌細胞後，細胞表面上的抗原會改變，這時免疫細胞就可辨識，召喚 T 細胞進行癌細胞殲滅行動。但 T 細胞或癌細胞的表面也都有煞車系統，就是 T 細胞表面的兩個受體 CTLA-4 及 PD-1。癌細胞是人體驅動細胞分裂的基因出現異常，導致細胞的分裂與生長失去控制。癌細胞的基因組成相當不穩定，會產生許多新的蛋白質分子，當免疫系統成了大近視，無法辨識癌細胞，再加上癌細胞又有超強的適應性，有許多伎倆可以躲避免疫系統的攻擊，這時卸除煞車就可活化 T 細胞，進而殺死癌細胞。

　　過去多年來，人類利用手術、放射療法以及化學療法，做為提高癌症病人存活率的三大武器，儘管療法持續改進，療效跟著提高，癌症治療仍然面臨瓶頸；免疫治療近年來也加入成為癌症治療的重要武器。

免疫療法與大腸直腸癌

　　免疫療法也為大腸直腸癌帶來療效的進步。原因是 DNA 複製和修復機制功能如果有缺失，會導致新抗原的大量出現以及突變的積累。如果大腸直腸癌 DNA 本身有 dMMR（錯配修復基因缺陷）或 MSI-H（高度微衛星不穩定性），表示其 DNA 修復功能有缺陷，對免疫治療約有 50% 的腫瘤反應率。所以要使用免疫治療的病人，都必須進行基因檢測。

　　美國食品藥物管理局已核准治療大腸直腸治療的免疫治療：有以阻斷 CTLA-4 煞車器功能的 Ipilimumab（益伏注射劑），還有屬於 PD-1 煞車阻斷器的 Nivolumab（保疾伏）與 Pembrolizumab（吉舒達）。但其最大的副作用是 T 細胞攻擊身體的個別器官，引起自體免疫疾病。所以用藥後，也必須學會自我照護與小心監測其副作用。

免疫療法可能改善直腸癌治療方法

數十年來，非轉移性直腸癌的治癒率一直在提高。目前 II 期和 III 期直腸腺癌的常規治療包括手術、放射治療和化學治療。

在《新英格蘭醫學雜誌》2022 年的研究中，與程序性死亡 1（PD-1）抑制劑 dostarlimab 的免疫療法後，接受非手術治療的患有錯配修復基因缺陷的 II 期或 III 期直腸癌病人（12 位）接受了 6 個月的 dostarlimab 治療，透過核磁共振成像、正子掃描和內視鏡以仔細監測臨床反應。如果還有腫瘤就接受化療與放療，然而，所有 12 名病人在接受 dostarlimab 6 個月後，腫瘤就完全消失了。這個小型研究結果是否能推廣到更廣泛的直腸癌病人，目前還不清楚，但卻露出治療的另外選擇曙光，早期接受免疫治療藥物，可能避免化療與放療。

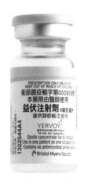 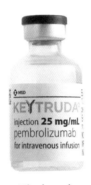 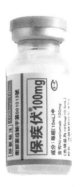

Ipilimumab   Nivolumab   Pembrolizumab

藥品名	常見副作用	自我照護
Ipilimumab (Yervoy) **益伏注射劑** 阻斷T細胞的CTLA-4受體，引發T細胞的活性與增生，藉由強烈的免疫反應，進而抑制或殺死癌細胞。	• **致吐性**：輕度致吐 • **骨髓抑制**：嗜中性白血球低下、貧血、血小板減少 • **心臟血管方面副作用**：心室性心律不整、血管炎 • **皮膚方面副作用**：皮疹、搔癢、白斑、紅斑、剝脫性皮炎、多形性紅斑、乾癬、蕁麻疹、手足症候群 • **代謝及內分泌方面副作用**：水腫、體重減輕、電解質不平衡（血中的鈉、鉀、鈣、鎂上升或下降）、促甲狀腺素上升、腎上腺機能不全、甲狀腺機能低下、甲狀腺機能亢進、高血糖、糖尿病或酮酸中毒、血脂上升、代謝相關酵素（脂解酶、澱粉酶）上升，需要監測內分泌功能。	小叮嚀： 1. 注射後，每日觀察記錄皮膚、胃腸道的變化。如有左述嚴重副作用，請馬上就醫。 2. 免疫反應（15～61%）：包括皮膚、胃腸道、肝臟、內分泌變化、眼睛發炎。 3. 治療期間至治療後至少5個月須避孕。 4. 如果症狀達到下列所述，日常生活無法自理（如穿衣、脫衣、洗澡）則需馬上就醫。
Nivolumab **保疾伏注射劑** 和T細胞上的PD-1受體結合，阻斷其與癌細胞上PD-L1及PD-L2的免疫煞車作用，產生抗癌免疫反應。	• **胃腸方面副作用**：噁心、食慾減退、便秘、腸炎、腹瀉、嘔吐、腹痛、胰臟炎、腹痛（上述許多胃腸道症狀有藥物可緩解） • **肝臟方面副作用**：高膽紅素血症、肝功能指數升高 • **免疫系統副作用**：免疫反應，包括皮膚、胃腸道、肝臟、腎臟發炎、抗體發生 • **肌肉骨骼方面副作用**：骨骼肌痛、風濕性多發性肌痛症、背痛、關節痛、重症肌無力、肌炎。 • **神經系統副作用**：無力、頭暈、周邊神經病變、感覺神經病變、運動不能	• 周邊水腫：肢體間腫脹差異>30% • 疲憊：休息時，無法緩解症狀 • 甲狀腺機能低下：症狀如活動力下降、容易身體發冷、體重增加等 • 甲狀腺機能亢進：症狀如心跳加快、焦慮、容易緊張、手會抖、體重下降 • 結腸炎：嚴重腹痛（痛到須依賴旁人照顧日常生活）、腸道活動習慣改變等 • 呼吸困難：休息時，無法緩解症狀
Pembrolizumab (Keytruda) **吉舒達凍晶注射劑** 和T細胞上的PD-1受體結合，阻斷其與癌細胞上PD-L1及PD-L2的免疫煞車作用，產生抗癌免疫反應。	• **眼睛方面副作用**：虹膜睫狀體炎、葡萄膜炎 • **腎臟方面副作用**：腎功能指數升高、腎功能不全 • **呼吸方面副作用**：咳嗽、上呼吸道感染、呼吸困難、肺積水、肺栓塞、肺炎、支氣管炎、呼吸衰竭 • **其他方面副作用**：輸注相關反應、注射部位反應、疲倦、發燒、疼痛	

早期大腸直腸癌治療——
手術合併輔助性化學治療

文／黃國埕（腫瘤內科部・資深主治醫師）

　　大腸直腸癌經過手術切除後，有些病人不必做其他治療，只要定期追蹤即可；有些病人則需要再轉介至腫瘤內科接受輔助性化學治療（簡稱化療）。為什麼有這樣的差異？又為何需要做化療？化療會遇到什麼樣的狀況和問題呢？平常在與病人的接觸經驗中，我們發現許多病人和家屬都是聞「化療」色變，對化療可能帶來對身體的影響充滿恐懼感，反而忽略了接受化療的主要目的——是要降低疾病的復發率，提升治癒率。

　　再來要解釋的就是所謂「輔助性」的意思，基本上，除了第四期的病人之外，對於一至三期的大腸直腸癌病人而言，手術本身即可提供相當高的治癒率。但是對於第三期和部分第二期的病人來說，手術後的復發機率較高，而接受化療可以有效地降低這個機率。所以「輔助性」化療的意思就是指降低復發機率這件事。

　　以下，我們歸納一些臨床上常被病人或家屬詢問的問題，透過簡單的說明，希望讓讀者對大腸直腸癌的輔助性化療能有基本的認識及了解。

Q1 為什麼開完刀，醫師說「開得很乾淨」，卻還要做化療呢？

A1 大腸直腸癌的原發腫瘤經切除後，病理檢驗報告會描述腫瘤侵犯腸壁的深度及鄰近淋巴結是否有被轉移，根據這些檢驗的結果，會得到所謂期別的診斷，沒有原發位置以外轉移的疾病則分為**一至三期**，期別的意義除了代表局部侵犯嚴重程度外，也做為預測未來疾病復發或轉移風險高低的依據。**一期風險最低，三期風險最高。**

　　那麼，手術都切除乾淨了為什麼還會復發或轉移呢？就科學角度上來說，這些腫瘤細胞並非憑空冒出來，而是癌細胞在最初診斷的時候即存在了。有一些癌細胞在診斷以前就已經由血液或淋巴轉移出去，躲藏在身體的某些角落，但因為量很少，所以，即使以目前最精密的儀器也偵測不到，我們稱之為「**微**

轉移」。追蹤一段時間以後，當腫瘤細胞量漸漸增生而超過某個程度時，便會大到可以被儀器偵測出來，一旦發現，臨床上便稱之為「**復發**」或「**轉移**」。

做化療的目標，即是希望透過全身血液循環的化療藥物，在腫瘤仍少量未成氣候時，先將它殺死，以預防未來的復發或轉移。這種預防性的化療，臨床稱之為「**輔助性化療**」。

Q2 手術後的輔助性化療，為什麼有些人需要做，有些人卻不需要呢？

A2 化療本身有副作用及風險，所以需經風險評估，醫師認為好處大於壞處時，才會建議病人做。

- **大腸癌第一期：** 復發風險很低，故不需要做化療。

- **大腸癌第二期：** 第二期的病人一般來說復發率亦不高，不建議接受化療；但如果第二期的病人病理報告上顯示一些危險因子，例如腫瘤侵犯深度超過腸壁、診斷時腫瘤造成阻塞或有破裂的情形、腫瘤分化度較為惡性、腫瘤侵犯鄰近微小血管或是淋巴管、手術摘除的淋巴結數不足等，則復發風險便會增加。根據國外大型的臨床研究顯示，具有危險因子的第二期大腸癌病人，接受化療後可以降低約5％復發的機率。如果病人是第二期的疾病，我們建議病人跟腫瘤科主治醫師討論，根據每個人的疾病狀況，來考量化療的必要性及可行性。

- **大腸癌第三期（即具淋巴結轉移）：** 皆建議接受手術後的輔助性化療，因第三期復發率高（若不接受化療，疾病復發機率約為40～50％），根據研究結果顯示，輔助性化療可顯著降低復發風險。不過因為標準治療有一定程度的副作用，故仍應和主治醫師討論，根據每個人的年紀、體力狀況等，來做適當的治療選擇。建議手術後約一個月，待傷口癒合、進食及營養狀況恢復、身體無其他狀況即可開始。一般認為開始化療的黃金時間，不超過手術切除原發腫瘤後的6～8周，拖延過久，恐會造成輔助性化療的效果變差。

- **直腸癌：** 如一開始診斷時發現腫瘤侵犯較深或有淋巴結侵犯的狀況，建議先接受放射治療合併前導性化學治療，經切除腫瘤後，一般建議繼續接受術後的輔助性化學治療。

Q3 輔助性化療會用什麼藥物？副作用會很不舒服嗎？療程如何做？

A3 **第二期**和**第三期**病人需接受化療者，皆會用到5-FU藥物，常見腸胃道副作用包括味覺改變、口腔黏膜受損、噁心、嘔吐、腹瀉等。但副作用並不會一直持續，約幾天時間內，身體的疲累感和腸胃道不適即會改善，我們也可透過一些藥物來緩解病人的不適。有些病人會使用口服的5-FU藥物，

包括UFT膠囊或Capecitabine（商品名Xeloda）。值得一提的是，Xeloda除了腸胃道的副作用外，可能會有很特別的手足症（Hand-foot syndrome）副作用，即會有手腳掌疼痛、起水泡、破皮的不適，若發生此種現象，醫護人員會建議使用局部塗抹藥膏或止痛藥來緩解不適。

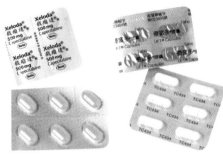

Capecitabine（**商品名**Xeloda）　　UFT

　　第三期的病人若年紀及體力允許，使用的化療藥物除了 5-FU 外，會再加上 Oxaliplatin，一次的療程為三天兩夜，每 2 周 1 次，共持續 12 次，也就是約 6 個月的時間。Oxaliplatin 會有特別的周邊神經的副作用，包括急性期的對冰冷的溫度敏感，和累積性的周邊麻刺感，此種副作用在療程的後半期出現的機率較高，大部分的病人在化療結束後半年會明顯感到症狀的消退，但是也有部分的病人的症狀可以持續 1～2 年以上。目前沒有很強的證據顯示有特別的藥物，可以減緩或預防這樣的副作用，所以，當這種症狀越來越嚴重時，應立即告訴醫師，考慮調整劑量或停藥。

　　此外，Oxaliplatin 對骨髓造血機能的抑制亦較明顯，故化療期間比較常見血球下降的現象，若情形嚴重，可能必須暫停化療的療程，待血球回升後再繼續。

　　一般輔助性化療的療程大約為 6 個月，不過每個人的用藥、身體狀況不同，故時間長短亦可能有差異。

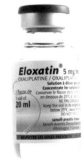

Oxaliplatin

藥品外觀	中英文名稱	可能造成的不適	用法	注意事項
	5-FU 有利癌	口腔及腸胃黏膜潰瘍、腹瀉、白血球減少、掉髮、光敏感等	靜脈注射	1.留意口腔衛生 2.腹瀉時注意水分補充
	Leucovorin 若克瘤注射液		靜脈注射	5-FU的輔助劑
	Oxaliplatin 益樂鉑	末稍感覺異常、白血球及血小板減少、貧血、過敏反應等	靜脈注射	需監測過敏反應及神經毒性。
	Xeloda 截瘤達錠	腸胃不適、疲倦、腹瀉、手足症等	口服	
	UFT 優富多膠囊	腹瀉、噁心、嘔吐、口腔炎、倦怠感	口服	

Q4　第三期大腸癌病人都需要接受6個月的輔助性化療嗎？

A4 Oxaliplatin的累積神經毒性，隨著療程次數愈多，症狀愈明顯，且往往於12次療程結束後經數個月甚至數年都無法改善，造成病人的生活品質受損。

2017 年於美國癌症醫學年會（ASCO）發表的大型跨國研究（International Duration Evaluation of Adjuvant Chemotherapy, IDEA）將近 13,000 位第三期大腸癌病患隨機分為兩組。開完刀後，分別接受 3 個月或 6 個月 FOLFOX ／ XELOX 輔助性化療，比較兩組病人 3 年內癌症復發的比例、以及手腳發麻的副作用。完整內容發表在 2018 年《新英格蘭醫學期刊》（The New England Journal of Medicine），把病人細分成高風險組（T4 or N2）跟低風險組（T1 ～ 3 & N1），最後分析告訴我們，在**高風險組**，6 個月化療的效果比較好；在**低風險組**，3 個月化療和 6 個月化療效果幾乎一樣好，而累積性神經症狀的比例明顯降低。

建議與您的醫師討論，根據風險高低、神經毒性，決定適合您的治療療程。

Q5　針對大腸直腸癌第二期或第三期的病人，使用輔助性化療同時配合自費使用標靶藥物，效果會不會比較好？

A5 現在已知標靶藥物在術後的輔助性化療並無角色。針對大腸直腸癌第二期或第三期的病人所做的大型臨床試驗，結果顯示，輔助性化療加上標靶藥物並不會增加額外的好處，存活率分析並沒有達到統計學上的顯著改善。所以，除非將來有新的臨床研究證據支持，否則目前並不建議術後的輔助性化療加上標靶藥物。

Q6 治療期間要注意什麼？

A6 化療多少會造成身體的疲累，故適度的休息是必要的。充足的睡眠及保持愉快的心情也十分重要。治療期間，醫師最強調的應是營養的攝取，因為化療會對骨髓造血造成抑制，故需要足夠的原料（營養）來提供骨髓製造血球所需，一般建議高蛋白質的飲食，如有疑惑，可以諮詢專業的營養師。

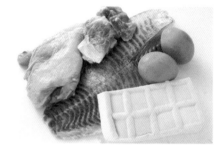

化療期間應補充高蛋白食物。

Q7 化療結束後，疾病就完全好了嗎？要如何追蹤？

A7 輔助性化療的目的在於降低復發率，但無法保證疾病絕對痊癒而不會再復發。故病人還是要定期回到醫院接受追蹤檢查。追蹤的目的在排除是否有任何復發的跡象，若不幸復發，及早發現，可以及早接受治療。每位醫師或每家醫院安排追蹤的方式不盡相同，但一般來說，因為疾病在手術後兩年內復發機率較高（約占復發病例的80%），故前兩年追蹤的頻率可能較密集。隨著追蹤時間愈久，復發風險便逐漸降低，因此追蹤間隔也會逐漸拉長。一般建議大腸直腸癌的病人在手術後應定期追蹤5～7年。5年之後建議與醫師討論後續追蹤的間隔及方式。

需要特別強調的是，定期追蹤檢查本身並無任何治療效果，主要是針對常見的復發部位做篩檢，故無法百分之百保證全身其他部位都沒有轉移，偶有一些病例的復發病灶出現在相當罕見的器官。故如果身體有持續異常不適，即使前一次醫師告知檢查結果無異樣，也應提早回診，請醫師評估。

直腸癌術前合併放射及化學療法

文／陳建志（大腸直腸外科・碩學主治醫師）／黃國埕醫師（腫瘤內科部・資深主治醫師）

　　直腸癌若單以手術治療，仍有 30 ～ 50％局部復發的機會，一旦有局部復發，不僅會給病人帶來痛苦，而且這些臨床症狀又很難治療。此外，病人最在意的是為了完整切除腫瘤，不得不切除肛門口，在術後合併有永久性的人工腸造廔。所以醫師會推薦病人接受直腸癌的多科整合治療——術前合併放射及化學療法，盡量讓術前治療效果最大化，其主要目的就是在降低局部復發的風險及增加肛門保留的機會。

直腸癌治療的演變

　　過去，直腸癌的治療，直接以手術切除腫瘤一直是標準的治療模式。這樣的方式導致病人很可能必須犧牲肛門的功能，裝置永久性人工肛門；其次在治療完成之後，疾病的復發率依舊高達 30 ～ 50％。因此，除了原本的手術治療外，化學治療和放射線治療就成為不可或缺的輔助工具，甚至角色日漸吃重！

　　直腸癌的手術方式，簡單說來可分為「**肛門保留手術**」或「**肛門直腸切除加上永久性人工肛門**」兩種。從病人的角度來看，當然希望除了完整治療疾病以外，也能保留住原本正常的肛門功能；不過，負責治療的醫師在選擇手術方式時，則是會以**完整治療疾病**為優先，裝置永久性的人工肛門往往是不得不的選擇。

　　問題是，即便手術已經大規模地切除了病灶和周遭的組織，仍有很高局部復發的機會，因此，對於臨床上判斷復發率較高的病人（一般是指手術後病理診斷為 T3、T4 或 N+），在手術後，醫師會建議病人接受放射線治療及化學治療，以降低局部復發的機率。

　　這些術後輔助療法雖然降低了局部復發的機會，卻也出現了治療相關的嚴重副作用，尤其在放射線治療的部分，由於放射線治療會引起組織的纖維化，以及正常組織持續性發炎（如：放射線相關的膀胱炎等），病人雖然免除了疾病復發所帶來的生命威脅，但是終其一生卻為後遺症所苦。

術前輔助療法——較佳的存活率

為了要提升直腸癌病人治療成效的同時，也顧及到病人的生活品質，美國費城 Thomas Jefferson 醫院的 Sydney Kimmel 癌症中心首先提出在一開始診斷時局部腫瘤就已侵犯周遭器官的直腸癌病人，「手術前」先以放射線照射腫瘤，待腫瘤範圍縮小之後，再加以手術切除的治療方式。研究結果顯示，接受這種治療方式的病人，的確可以讓手術的成效增加，不必犧牲太多的周遭器官，同時這群病人也有較佳的 5 年存活率，和較低的局部復發率。

由於治療成效良好，漸漸地，術前合併放射及化學治療的方法也開始被應用在原本手術就可以切除，但侵犯範圍較嚴重（侵犯深度到 T3、T4，或是周遭淋巴結懷疑有腫瘤轉移）的直腸癌病人身上。目前，對於直腸癌的病人（臨床期別為第二期或第三期者），標準的治療方式便是採用先接受放射線治療合併化學治療，之後再接受手術切除原發病灶，全世界醫療先進國家的癌症中心醫院都以此為必須遵照的治療原則（Guideline）。

術前輔助療法的相關檢查

首先，病人必須先接受詳細的臨床期別評估，除了一般的身體評估之外，最重要的是：

1. **胸部和腹部的電腦斷層攝影：**用以評估是否有遠端的器官轉移。
2. **骨盆腔的核磁共振攝影：**用以評估直腸癌的臨床期別，包括腫瘤侵犯的深度和周遭淋巴結轉移與否（此項檢查在歐美有些醫院會用經肛門超音波取代，但在國內的普及性不高）。
3. **大腸內視鏡和手術醫師的肛門指診：**用以評估腫瘤和肛門口之間的距離，以確立手術的治療計畫。

術前輔助療法的適應症

目前認為，適合在手術前接受輔助性放射線合併化學治療的直腸癌病人，是臨床期別屬於 T3、T4、或是周遭淋巴結有轉移（N+）者，至於臨床期別是 T1-T2 而且淋巴結不被認為有轉移的病人，單以手術切除便能達到很好的治癒率，額外的治療並不會增加任何的好處。

術前輔助療法的療程

目前醫療界認同的治療策略有兩大類：

1. 術前長程5周放射治療合併同步化學治療

病人會接受 5 周的放射線治療（200 cGy x 25 次，周一至周五，每天都接受 5 ～ 10 分鐘的放射線治療，共計 5 周），同時合併同步化學治療（口服 xeloda 或針劑 5-FU [5-fluorouracil]）。經過研究，額外加上 Oxaliplatin 並不會增加治療效果，反而增加治療的毒性，一般不建議。

近年的研究指出，除了長程 5 周放射治療合併同步化學治療外，可再額外增加化學治療的療程，建議與您的治療醫師討論是否適合。

2. 術前短程一周放射治療，然後接續化學治療

病人會接受 5 天的放射線治療（500 cGy x 5 次，於 1 周內完成），休息 1 周後，接續進行全身性化療（合併 Oxaliplatin 及 5-FU），兩周一個療程，依據先前國際間不同臨床試驗有不同療程的規劃。臨床上隨醫療機構、病人狀況不同，進行 3 ～ 9 個療程。

療程結束後的病人會被安排再次接受疾病的評估，包括影像學檢查和內視鏡檢查等。

手術治療則會被安排在術前輔助療法（化學治療）結束後的第 3 ～ 6 周，這是手術切除腫瘤的最佳時機，過早或過晚接受手術，除了放療及化療的效果可能未達顛峰之外，也可能會因術前輔助性治療的影響而增加手術後發生相關的併發症的機率。

術後輔助性化學治療的必要性

從前術後的輔助性治療，因為經過術前的前導性放化療及手術，病人體況較虛弱導致遵從性不佳而治療效果不彰，因此角色不明確。現在因為術前輔助性治療中的化療角色加重、時間延長，術後的化療療程相對縮短。故手術之後會依病人體況、術後病理檢驗報告結果來決定術後的化療療程。尤其是針對手術後的病理檢驗仍然發現「腫瘤轉移至周遭淋巴結」的病人，輔助性化療是必要的治療。

仍應接受原本的廣泛切除手術

採用術前合併放射及化學治療後，許多的研究，發現它有縮小腫瘤的體積、減少術後放射線治療所引起的併發症、消滅腫瘤周遭或是淋巴節中可能的微小轉移癌細胞、甚至是完全消滅所有腫瘤細胞等好處。

基於這些令人興奮的發現，開始有人提出，對於直腸癌病人在接受手術前的合併輔助治療後，是否可以因為腫瘤反應良好，甚至是完全消失（根據發表的相關文獻及本院資料顯示，機率約為 15% ～ 20%），因而改變原本計畫的手術方式，像是增加括約肌保留手術的比率或是改採經肛門局部切除腫瘤而非經腹部的根除性切除，甚至是不接受任何手術，臨床上僅採用密集追蹤的方式。

事實上，這些作法固然可以保留病人器官的功能及減少手術相關的併發症，但是，目前並沒有足夠的證據證明這樣的作法符合癌症治療的原則。根據國外最新的發表文獻顯示，當直腸腫瘤因術前輔助性治療而消失，選擇不手術的病人，在兩年內會有 25% 的局部復發機率，這群病人即使後續接受了補救性廣泛切除，將來發生遠端器官轉移的機率依然會比較高。因此，在完成術前放射及化學治療後，仍應將接受**原本計畫的廣泛切除手術**作為疾病治療的優先選項，才能移除可能殘存的癌細胞，達到最大的治療效果。

目前臨床醫師努力的方向，是希望在**手術前**可以區分出哪些病人的腫瘤細胞已完全消失（約占 10 ～ 15%），而針對這群病人採用傷害性較小的手術方式，至於其餘 85 ～ 90% 的病人，由於在放射線治療後殘餘的腫瘤細胞會位在腸壁深層的位置，所以手術方式和範圍應維持和原來相同，才能達到殲滅所有腫瘤細胞的目的。

但，截至目前為止，不論是影像學檢查或是先進的正子攝影等檢查，都無法辨識直腸癌病人在接受過術前輔助療法後，腫瘤是否已經完全消失，這個議題仍有待醫學界開發更多評估的工具，以及累積足夠的臨床數據才能有所突破。

MSI-high病人可考慮使用免疫治療

2022 年，美國斯隆－凱特琳癌症中心（MSKCC）的一項小型免疫療法試驗，收治 12 名罹患第二、三期直腸癌並具微衛星不穩定性高表現（MSI-high）的病人，在經過為期 6 個月的免疫治療後，全部病人體內的腫瘤都消失了，病人無須再接受其他任何形式的癌症治療，包括手術、化放療，經追蹤 6 ～ 25 個月不等，都沒有發現任何復發的跡象。因此若第二、三期直腸癌病人帶有 MSI-high 的表現（約占 5 ～ 8%），可考慮使用免疫治療，唯目前健保未給付，治療期間也應密切監控局部腫瘤狀況。

大腸直腸癌之肝臟轉移治療

文／蔡紫蓉（一般外科‧資深主治醫師）

　　肝臟是大腸直腸癌最容易轉移到的地方，約有一半的人在罹患大腸直腸癌後，發現癌細胞轉移到肝臟。有些人在被診斷出大腸直腸癌同時，肝臟有轉移，而另一些人可能在治療後才又續發肝臟轉移。如果不給予肝臟轉移適當的治療，5 年存活率幾乎為零。但如果對肝臟轉移的病灶進行適當治療，5 年存活率可高達 58%！

　　為何大腸直腸癌容易轉移到肝臟呢？原因在於大腸直腸的血液循環，它通過肝臟，所以癌細胞往其他地方擴散時，最容易停留在肝臟。過去我們認為一旦發現轉移就是末期，存活機會很低，但近年來隨著手術、化療和標靶治療的進步，即使是肝臟轉移，只要給予適當的治療，存活率也有很大的提升。

手術是最佳的治療方法

　　手術是治療大腸直腸癌肝臟轉移的最佳方法。當腫瘤能夠被手術完全切除時，治療效果最佳。然而，並非每位患者都適合手術，這取決於患者的身體狀況和肝腫瘤的情況，至少要確保剩餘肝體積超過原先的30%。有一些因素可能會影響手術效果，如合併其他器官轉移、淋巴結轉移、腫瘤在 1 年內就轉移到肝臟、腫瘤數量眾多、腫瘤過大，或者特定指標值（CEA 值）過高。過去常認為這些因素越多，手術效果越差，但隨著治療經驗的增加，對於有其他器官轉移的患者，只要能同時切除肝腫瘤及其他轉移腫瘤，存活率仍然可以維持很好。

　　一開始就能手術的病人約占總數的

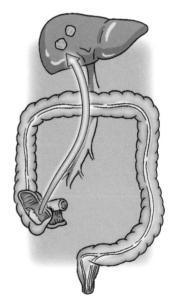

位在大腸內的惡性腫瘤細胞，會隨著血液回流，經由門脈循環首先進入肝臟，因此大多數大腸癌的病人發生遠端器官轉移時，肝臟是最常見發生的位置。

20%，對於一開始被認為無法手術的病人，也有一些方法可以改變情況，使他們成為可以進行手術：

1. 化學或標靶藥物治療：透過使用化療或標靶藥物縮小肝轉移的腫瘤，提高手術切除率。

2. 搭配肝門靜脈栓塞：通過封閉肝門靜脈的分支，使腫瘤所在的肝葉萎縮，使得預備留下的肝葉代償性增大後，再將腫瘤側肝葉切除，增加手術後剩餘的肝臟體積。

3. 分階段手術切除：對於有多發性、兩側肝葉分布的轉移性肝腫瘤，分兩階段進行手術以保留剩餘肝體積。

4. 肝腫瘤切除合併電射頻燒灼術：這種結合了手術和電射頻燒灼的治療方式，能夠切除可以手術的部分，對於無法手術的部分進行電燒。

電射頻燒灼治療（Radiofrequency Ablation）

當手術不適合的情況下，還有局部治療方法可考慮。電射頻燒灼治療是其中之一，透過將電射頻的能量轉換為熱能，直接在腫瘤及鄰近組織加熱，造成腫瘤壞死。然而，這並不是完全取代手術的方法，僅在特定情況下使用。研究結果顯示，電射頻燒灼治療仍然無法完全取代手術，只以電射頻燒灼來治療肝臟轉移腫瘤，其復發率仍然高於手術，預後也比較差。

臨床應用

目前臨床上的應用包括：

1. 病人身體狀況不佳或肝功能不好無法接受手術時。

2. 當有多發性的肝臟轉移腫瘤時，肝臟切除手術合併以電射頻燒灼無法切除的深部腫瘤。

3. 位於肝臟深處的小腫瘤。

除無線射頻燒灼術（Radiofrequency ablation, RFA）外，還有其他局部治療方法，例如微波燒灼術（Microwave ablation）、血管栓塞術（Trans-arterial chemoembolization, TACE）、放射栓塞術（Radio-embolization），以及肝動脈灌注化療（Hepatic artery infusion, HAI），使用特殊載體包覆運送化療藥物

Irinotecan（Drug eluting beads preloaded with irinotecan, DEBIRI）進行血管栓塞的局部治療，或釔 90（Yttrium 90, Y90）進行放射栓塞術，也是其他可能有效的治療。對於無法進行手術的患者，這些方法可能是控制腫瘤生長並提升治療效果的其他治療選擇。

腹腔鏡或達文西機器手臂輔助微創手術

　　腹腔鏡或達文西機器手臂輔助的微創手術是一種先進的治療方法，特別適用於特定情況下的大腸直腸癌肝轉移病患。這種微創手術在腫瘤治療效果上已經被證實與傳統手術相當，同時具有多項優勢，包括術後恢復迅速、減少疼痛感、縮短住院天數等。

　　隨著新的腹腔鏡或機器手臂輔助微創肝切除術的發展與進步，能夠同時處理大腸直腸癌和肝臟轉移腫瘤，並使傷口最小化至 3 ～ 5 公分。這種手術方式有助於減少術後黏連現象，提高肝腫瘤如再復發後再次進行微創手術的可行性。

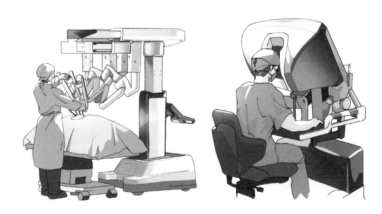

以達文西系統進行微創手術時，外科醫師坐在主控台操作機械手臂進行手術。

適合以微創手術治療的病例條件包括：

1. 腫瘤大小小於5公分。

2. 腫瘤位於肝臟的左側葉，或右葉周邊位置。

3. 存在多發性腫瘤或者深部腫瘤的情況，但仍可以透過微創手術進行肝臟切除同時合併射頻燒灼術。

多專科團隊治療

多專科團隊的治療方式在大腸直腸癌肝轉移中發揮了重要作用。結合手術、化療和標靶治療藥物的綜合治療策略已經顯著提升了患者的預後。對於一開始被診斷為肝轉移且無法手術切除的病患，採用積極的化療或標靶藥物治療縮小腫瘤的體積。結合肝門靜脈栓塞、分階段切除肝臟手術或射頻燒灼治療等方法，使原本不能切除的腫瘤變得可以手術處理。這樣的綜合治療方式不僅提高了手術切除的機會，還明顯提高了患者的長期存活率。透過多專科團隊的密切合作，針對每位患者的具體情況制定出最有效的治療方案，使得患者能夠更好地應對大腸直腸癌肝轉移的挑戰，同時提高生存率和生活品質。

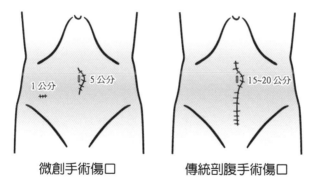

傳統剖腹手術，會在腹壁上留下25～30公分長的垂直傷口，而微創手術則只在上腹部留下5公分長的傷口（因手術方式不同，傷口的位置也可能不一樣）。

大腸直腸癌合併肺轉移的手術治療

文 / 施志勳（胸腔外科・資深主治醫師）

　　臨床上所謂的「大腸直腸癌合併有肺轉移的惡化情況」，指的是這位大腸癌病人的病程可能不只侷限於腫瘤大小、造成腸道阻塞與否，或是有無附近淋巴轉移，反而意謂著疾病侵犯的程度極可能已經藉由血液的散佈循環而四處轉移，甚至達到全身廣泛擴散的程度。換言之，也就是醫學上所說的遠端轉移的第四期了。

　　一般而言，有關這時期疾病的治療方針，應已非單純手術切除轉移肺腫瘤得以根治，而是必須考慮整體疾病侵犯的程度、可能受影響的重要器官（如腦部受損、剩餘肺功能、營養狀況或有無腹水等）以及組織病理的細節描述等綜合研判。否則若直接逕行所有可見腫瘤的切除手術，原本想要儘快積極降低身體的腫瘤負擔（Tumor Burden），但是面對來勢洶洶的疾病侵襲、營養免疫狀況的缺損以及大手術的侵害和器官傷害，恐怕反而容易陷入顧此失彼或是因小失大等對病人不利的結果。

多科整合治療的重要性

　　所以，在疾病已有遠端轉移的第四期時，轉移腫瘤的切除手術基本上不一定是標準治療的首選，而是要儘快設法評估病人的臨床現況，包括腫瘤復發的速度、個數、分布等，參考疾病治療和惡化的情形以及病人的體力和自主選擇。在專業癌症多科整合治療團隊中提報討論，並應謹守手術的適應症，配合全身性化學治療或是標靶免疫治療等，然後選擇適當的時機方得進行合理的手術來移除腫瘤。

　　所幸，目前藉由大腸癌整體治療成果的持續進步。已有越來越多的臨床研究發現，有些已有肺轉移的大腸癌病人在經過仔細評估後，倘若疾病的情況適合，例如僅僅單獨肺臟有器官轉移、轉移的肺腫瘤不僅一個或是不只單側肺葉侵犯，但評估切除後的肺功能可以被接受，或是計畫性在手術前或後配合全身性治療以增進控制效果等，若能積極安排手術切除轉移的肺腫瘤，仍將明顯改善此晚期大腸癌的存活預期。因此負責醫師在面對符合手術適應症的病人時，

都應主動建議他能及時接受手術切除來提升整體的存活率才是。

　　如此一來，除了原本建議的持續以全身性治療控制病情外，考慮適時安排肺轉移癌的切除手術來盡可能減少身上殘餘的腫瘤數量，配合微創手術的低傷害性和治療藥物選擇日益趨多的現況，根據本院統計資料和國內外各醫學中心所發表的結果顯示，在內外科整體配合的積極治療下，一方面增進肺轉移腫瘤的控制，降低呼吸功能受損的比率，再者也提高了疾病的整體長期存活率和生活品質。更令人振奮的是，不只其中大部分病人可以因此延長存活時期，更有人可以從此獲得疾病的長期控制甚至痊癒的機會。

Q1 大腸癌為什麼會出現「肺轉移」？這樣的情形很嚴重嗎？要如何診斷？

A1　　其實幾乎全身所有常見的惡性腫瘤，包括像胃癌、乳癌、肝癌、鼻咽癌、食道癌或是大腸癌等，甚至是肺癌本身，終其一生在癌症的治療以及定期追蹤過程中，都有可能會出現「肺轉移」的情形，所以定期胸部X光攝影檢查幾乎是必要的追蹤項目之一。

　　也就是說，各種原發的腫瘤，不管來自於哪個器官，也無論是否接受過手術切除、放射或是化學治療，腫瘤一旦復發，開始啟動分裂增生以致形體長大之後，由於其生長速度快於正常細胞甚多，細胞間堆疊較為鬆散，而其中容易剝落的腫瘤細胞就有可能流竄到血液或是淋巴循環系統之中，然後順著循環帶動進入錯綜複雜的血液網絡之中，自然會將它們帶到需要極大血流量來完成氣體交換的肺泡組織，再因為此腫瘤團塊一旦栓塞住細微的肺泡壁上的微血管中，就有可能落地生根、突破宿主的免疫防衛系統而坐大生成腫瘤。

　　另因整個肺臟血液循環系統的解剖構造特別，為了要保障氧氣交換的效率，肺動脈會一再的分枝直到每一個周邊肺泡上細小的微血管網絡，由於此終端的微血管徑甚至小到連紅血球都得彎腰側身才能通過，形成像是廚房的逆滲透濾水器般的攔阻效果，癌細胞就更有機會因栓塞而生成轉移腫瘤了。所以不難想像，為什麼肺轉移腫瘤的部位大部分都會出現在肺臟周邊的肋膜臟層下邊，以及為什麼幾乎常見的癌症都會出現肺轉移腫瘤了。

然而若是要進一步鑑別確認是否為「肺轉移癌」而不是肺原生的肺癌，就必須藉由穿刺切片或是手術切除取得的組織標本來進行病理學上的診斷確認程序。臨床上為了要取得有效的肺腫瘤組織檢體，可能會採取的檢查或是手術步驟包括：支氣管內視鏡檢查進行抹片或是切片、電腦斷層或是超音波導引下的穿刺切片（CT-guided or Sono-guided biopsy），或是直接經由胸腔內視鏡微創手術，採取局部肺葉合併腫瘤切除並送檢冰凍切片檢查（VATS wedge resection & frozen section）來確認診斷。

　　以上採檢腫瘤並確認病理組織的步驟，對於整個肺臟只發現一處疑似肺轉移癌的新生病灶時尤其重要。因為這時候我們必須考慮到萬一病理報告結果並非懷疑的大腸癌併發肺轉移腫瘤，而是另一個原發肺癌的出現，在任何處置之前就必須要事先備好應對計畫。因為可能的兩種組織診斷結果將會帶來截然不同的臨床診斷和不一樣的治療計畫建議，甚至存活的預後結果。

　　設想若是大腸癌病人終被確認有肺轉移的情形，臨床診斷即轉為大腸癌的第四期，一般治療建議就應以全身性治療為主，再輔以局部手術或是放療處置；反之，如果組織切片報告確定為原發性肺癌，則結果即是新診斷另一個早期肺癌，該病人便可因此常規影像檢查而發現的肺結節，儘早接受根除手術治療而痊癒，況且也會因為早期肺癌的即時治療使得預後效果非常良好。

　　綜上所述，若大腸癌病人接受治療後，在本院的定期追蹤中，一旦發現有單個新生的肺結節時，我們通常會建議在任何治療計畫開始前，先安排侵入性組織切片來確認此一肺結節到底是原發性肺癌，抑或是轉移性肺癌。由於此步驟關係著能否「確認診斷，對症下藥」此黃金原則，對於病人的診斷、分期、治療和預後等，皆著實至關重要。因之，臨床醫護同仁會對病人耐心說明上述理由，仔細解釋處置步驟並建議其預先接受切片檢查，以便精確鑑別診斷並決定後續的整體治療計畫。

Q2 「肺轉移癌」病人會有不舒服的症狀嗎？病人該如何發現早期的肺轉移呢？

A2 事實上，臨床上多數病人並不會因為已經併發肺轉移而有所謂自覺的不適症狀。併發肺轉移的病人絕大部分都需藉由「定期追蹤」或是胸部影像學檢查，才得以被發現肺部轉移的情況。

但若要論及大腸癌到底是如何導致肺臟轉移的致病機轉，直到目前為止，一般較能被接受的假設和推論是，因某些結構鬆散容易分裂的大腸癌細胞，經由新生血管的滲透散佈遊走在人體的血液網絡中，藉由循環系統的輸送而將癌細胞帶至肺臟周邊的肺泡壁上的細小微血管管路，偶因癌細胞聚集成團塊進而阻塞管路所致，隨後就在地生長造成所謂的「肺轉移癌」。也因此它們多數會形成同心圓似的鈍圓形外觀，且大都位於周邊肋膜邊緣的肺泡範圍中。

然而因為先天上，我們肺臟組織中的神經分布並不豐富，所以病人不會直接感到任何不適。這時除非肺轉移腫瘤已經貼近到氣管旁、大血管上或是長大到足以造成淋巴管或是血管、支氣管等的阻塞，才會有比較明確的臨床症狀出現，例如久咳不癒、咳血或是產生呼吸窘迫等。

否則如果一旦出現大腸癌合併肺轉移的疾病惡化，則在臨床的實際經驗中，通常是在常規的影像檢查或是定期抽血追蹤中才會被發現（例如：腫瘤指數 CEA 升高，或是定期的肺部影像學檢查出新生肺部結節顆粒）。

Q3 請問大腸癌一旦合併「肺轉移」時，該如何選擇治療方式？

A3 對於疾病整體來說，由於此時可能已經進入全身擴散的第四期，我們首先要假設癌細胞可能已經藉著血管和淋巴網絡到處滲透，所以必須在開始治療前再一次進行所謂的全身癌症侵犯評估步驟，通常包括正子掃描（PET-CT Scan）、腦部核磁共振（Brain MRI Scan）等，以全面了解當時癌細胞侵犯的程度和可能的範圍。

此時治療疾病的目標設定主要為下列三項：

1. 建議全身性化學、免疫或是標靶治療，經由血液施打或是口服藥物來降低全身的癌細胞量（Cancer Burden），以腫瘤惡化控制為主。

2. 選取符合手術適應症的病人，建議積極的手術切除肺轉移腫瘤，並依據治療團隊擬定之計畫和與病人討論的結果，按照指引或是臨床資料研判，可以在全身治療階段之前或是以後進行，分別具有不同的臨床意義和根據。

3. 對於高手術風險或是化學治療效果不佳的病人，另可選擇考慮局部放射治療（但仍有肺纖維化風險）。

至於，一旦懷疑大腸癌可能合併肺轉移時，以目前的臨床治療策略和成果經驗顯示，仍應積極接受確認診斷和多科整合治療，並且了解及把握以下幾個重點：

1. **先接受完整評估癌細胞全身侵犯的程度和可能的範圍：**除了常規的檢查之外，可以考量使用電腦斷層檢查、全身骨骼掃描檢查，甚至是全身正子攝影來評估腫瘤可能散佈的範圍和受影響的器官。必要時進行穿刺切片，甚或是診斷式手術切片，以求確認診斷來提高後續對症治療和控制的效果。

2. **確定肺轉移癌的治療方式：**在了解腫瘤的侵犯程度以及組織確認肺轉移之後，經過多科整合團隊討論，決定針對病人疾病狀況和病程發展採用手術切除、局部放射治療或是直接全身性治療。考量的關鍵包括有沒有除了肺臟以外的轉移癌（包括腦、肝臟、骨骼、淋巴等），以及肺轉移癌的腫瘤個數、大小、位置，還有病人的營養、心肺功能和手術的風險性等。

3. **與病人共同選擇適合的治療計畫：**本著以病人為中心的考量，提報到大腸癌以及肺臟治療團隊討論後，綜合以上評估的結果和團隊治療建議，再由負責醫師告知病人並共同討論選擇適合的治療計畫。

先以手術切除肺轉移癌，再輔以全身化學治療的臨床考量

大腸癌合併肺轉移時，可以選擇的治療方式包括化學治療、標靶藥物、免疫治療、手術切除或是局部放射治療等的相互搭配和前後組合。基本上，此時大腸癌的疾病程度已經是全身性的侵犯，所以理應接受全身性的標靶、免疫或是化學治療的控制方式。然而化學治療對肺轉移癌的治療效果，仍多有不夠理想之處，同時也要考量伴隨治療而來的副作用與合併症。

同時有關肺轉移癌的微創手術切除技術亦日漸成熟普遍，所謂的「胸腔內視鏡微創手術」操作技術也已迅速普及。尚且，越來越多的實證醫學報告和臨床經驗支持手術切除肺轉移癌輔以全身化學治療的組合方式，得以提供進一步讓病人獲得更好的疾病控制效果。

依目前專業醫療團體的共識，大腸癌併有肺轉移癌病人建議其接受「胸腔內視鏡微創手術切除」的適應條件應包括：

1. 僅單純併發肺轉移癌，查無其他器官如肝臟或是骨骼之轉移證據。
2. 原發的大腸直腸癌已被有效控制，沒有任何持續或是復發跡象。
3. 病人的心肺功能評估，足以接受肺轉移癌切除手術後之復原預期。
4. 所有已知的肺轉移癌病灶可以一併切除（階段式或同時合併兩側手術），在考量腫瘤位置和個數後是實際可行的。

另外，要提醒「局部放射線治療」通常並不是標準的治療方式。除非化學治療效果不理想，加上手術切除風險又高時，才會考慮採用「局部放射線治療」作為替代治療方式。放射治療對於人體肺泡組織仍具有一定程度的傷害，因此在治療的範圍內，仍有可能遺留或多或少的放射性肺炎（Radiation Pneumonitis）和發炎後的組織結痂。

Q4 醫師是如何決定病人是否適合「手術」切除肺部的轉移癌的？

A4 大腸癌病人一旦被發現並證實有肺轉移發生的情形時，依目前的實證醫學和研究結果建議，符合以下條件的病人，如果能夠順利接受肺部轉移癌切除手術，將會比沒有手術的病人有較多的好處和較佳的預後。

175

1. 原來大腸癌的發生位置，經治療後沒有復發的跡象。

2. 肺轉移癌在「手術技術上」可以全部被切除，包括單側或是兩側肺葉。

3. 病人經全身篩檢後沒有其他器官有任何轉移的跡象。（除併有肝臟轉移能

被完整切除者）

4. 評估肺轉移腫瘤切除後的剩餘肺功能（postoperative predicted lung function）在可以接受的程度內。並且評估手術後可能造成呼吸系統合併症的風險也在可接受的範圍內。

事實上，以現今的醫學臨床報告以及本院實際操作的經驗，當大腸直腸癌病人，甚至同時有肝臟及肺臟轉移時，如果病人的心、肺、肝功能經評估後合適開刀，也沒有證據顯示除肝臟、肺臟外有轉移的情形，在合乎手術的條件下，若是能順利接受肝臟及肺臟轉移腫瘤的切除，則在延長病人的癌症存活時間上，將可以有明顯的成效。

Q5 目前肺轉移癌切除手術都是運用所謂的「微創手術」嗎？

A5 答案是肯定的！因為肺轉移癌的切除手術在整個大腸癌的治療上所扮演的角色，主要是輔助性的腫瘤細胞減量（tumor cell cytoreduction），手術順利康復後，還要儘可能在預計時間內接受全身性的藥物治療控制，如此才能相輔相成，達到疾病的整合治療效果。因此胸腔外科醫師在評估手術治療的可能性及成效時，除了應當嚴格遵守手術切除的相關適應症外，手術細節中有關該採取何種切口、切除方式、兩側的先後次序等，都需要預先計畫好。

原則上，選擇有效、可以完全切除（Complete resection）、同時造成呼吸傷害最小的手術方式將是目前的趨勢。所以「胸腔內視鏡輔助手術（Video-Assisted Thoracoscopic Surgery, VATS）」，也就是一般所謂的微創手術（Minimally Invasive Surgery or Minimally Access Surgery），因為具有手術傷口小、病人恢復快、呼吸功能保留較好等優勢，是必然的手術趨勢。另外，本院也備有達文西機器人手臂輔助的設備，是另一種「微創手術」的選擇，可以其精細操作器械來降低組織傷害，進一步提升其手術微創程度。

然而由於肺轉移癌通常位於周邊，也大多不需要切割肺部重要血管或支氣管，一般使用胸腔鏡微創手術多可勝任，也同時具有節省時間、單一傷口、費用負擔少等優點。

Q6 請問大腸癌病人接受「肺轉移癌手術切除」後的治療效果如何？

A6 根據臨床回溯性的統計報告指出，大腸癌病人一旦被檢查出有肺轉移的情形時，若能順利接受手術完全切除轉移之腫瘤者，治療後的效果將明顯較好。然而這結論僅能鼓勵臨床醫師在面對如此景況的病人時，仍應抱持正向積極的想法，主動幫病人找尋各種可能治療的手段和處置，甚至包括侵入性的手術在內。

而在臨床實際的手術切除執行上，卻仍常有些變數存在而需要個別考量。包括病人和家屬的接受程度、轉移癌的個數和位置差異極大、病人個別癌症的惡性度不同等。結論是根據實際可得的臨床經驗和越來越多的研究報告顯示，大腸直腸癌合併肺轉移的病人，如果符合上述各項手術的適應症的規範，建議最好能接受肺轉移癌的切除手術。這是因為幾乎所有嚴謹的統計資料所得到的結論都顯示，手術除了對於大部分的病人有延長存活期的意義外，配合積極全身化學及標靶治療，其中部分病人甚至因此痊癒不再復發。

對於究竟是那些病人，在接受手術後可以獲得最大的好處，雖然目前仍無客觀定論，但在可能的相關影響因素上，應已獲得大致的臨床共識，包括：

1. 所有可辨識的肺轉移癌如果全部都可以被切除乾淨（Complete Resection）的話，預後效果會比較好。（有效降低全身腫瘤負擔）

2. 發現肺轉移時僅有單獨一顆轉移腫瘤的，會比兩顆以上的要好。（推論該疾病進程較為緩慢）

3. 從原發大腸癌診斷後到發生肺轉移的間隔時間，越長越好。（也就是說，3年以上較1年以下有顯著的不同，可能因為原生腫瘤分化特性，惡性度較低）

4. 合併有縱膈淋巴轉移的病人預後比較差。（合併血液轉移和淋巴轉移）

轉移性大腸直腸癌的治療

文／黃國埕（腫瘤內科部・資深主治醫師）

　　大腸直腸癌初診斷時或治療後追蹤期間皆可能發生「癌轉移」，對於這些「轉移性大腸直腸癌」的治療，並不像對於第一到第三期大腸直腸的治療一樣有明確的準則可以遵循，再加上每個病人原發以及轉移病灶的狀況都不同，臨床醫師常常需要依據每個病人不同的病情，來制定不同的治療策略，而且在治療過程中，也必須時時監測病情的變化，來調整治療的方式和目標。

　　究竟該不該接受手術？還是先接受化學治療？該用什麼樣的藥物組合？化療要做多久？怎麼知道化療到底有沒有效果？⋯⋯都是病人、家屬經常在問，也是負責治療的醫師經常在思考的問題。

　　以下，我們藉由歸納一些臨床上常被病人或家屬詢問的問題，透過簡單的說明，希望讓大家對轉移性大腸直腸癌的治療能有基本的認識及了解。

Q1 什麼是「癌轉移」？會不會很嚴重？是不是「末期」？我還能活多久？

A1 原發腫瘤處的癌細胞，透過血液或淋巴循環跑到身體別的部位，停留下來，慢慢長大，大到一個程度便可被現代醫學影像偵測出來，這便是我們所稱的「**癌轉移**」，一旦轉移，在臨床上便歸為「**第四期**」。

　　轉移的部位可以發生在任何組織器官，可以只有單一一處，也可能發現時已多處轉移；有些病人診斷時完全沒症狀，有些病人卻是在短時間內便有明顯身體不適或症狀發生；故即使同樣是第四期的診斷，病情輕重是無法一概而論的。

　　所幸，隨著醫學的進展，治療方式及藥物的進步，癌症現在已被視為是一種慢性病，透過治療對腫瘤做有效的控制，可以使病情穩定下來，緩解不適的症狀或解除生命立即的危險。因此，當被診斷為轉移性癌症時千萬不要輕易放棄治療，應跟主治醫師討論，醫師會根據每個人的狀況不同，給予最適合的治療方式，即便是**第四期也不等於生命末期**，這是很重要的觀念。

Q2 什麼是腫瘤指數？對病情有無任何參考價值？

A2 某些腫瘤可透過抽血檢驗，得知相對應的腫瘤指數，不同腫瘤有不同對應的腫瘤指數項目做參考，如：攝護腺癌使用**PSA**、卵巢癌使用**CA-125**、大腸直腸癌則使用**CEA**或**CA19-9**作為參考。

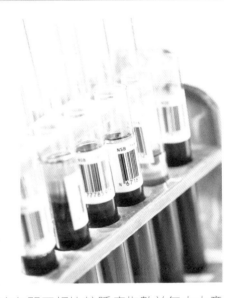

一般來說，當被診斷為癌症時，腫瘤指數若「低於參考值」，則對於未來治療後的追蹤較無參考價值；若「高於參考值」，則可以做為對病情變化或控制程度的參考。這裡要特別強調，**腫瘤指數高低並不代表疾病嚴重程度**，有人檢驗值相當高，但臨床一點症狀都沒有，但也有人指數正常可是病情卻已相當嚴重，所以，病友間互相比較腫瘤指數並無太大意義；唯有，**比較自己在追蹤期間腫瘤指數的變化趨勢，才較有參考價值**。

然而，腫瘤指數有時候在合理範圍內會有高高低低的變化，故指數若稍有增加但臨床上毫無症狀時，很難以單一次的指數爬升來代表疾病明顯惡化，除了透過專業醫師評估之外，有時尚須配合密集的指數追蹤或影像檢查，方能掌握病情。

腫瘤指數解讀

項目	參考值*	高於參考值可能原因
CEA	<5.0ng／mL	・大腸癌、胰癌、胃癌、肺癌、乳癌、甲狀腺髓質癌。 ・非惡性化病灶：抽菸、消化性潰瘍、發炎性大腸病、肝硬化、慢性肺疾病、胰臟炎、甲狀腺功能低下等。
CA19-9	<37U／mL	・大腸癌、胰癌、膽管癌、胃癌等。 ・非惡性化病灶：慢性非酒精性肝疾病、慢性胰臟炎、糖尿病、間質性肺疾病等。

註：*參考數值依各醫院所訂定數值為準

Q3 診斷大腸癌時，肝臟也同時發現有腫塊，這表示同時得到肝癌嗎？可以用肝癌的標靶治療嗎？

A3 如果診斷大腸直腸癌，又在肝臟發現腫瘤，一般會建議在安全的情況下對肝的病灶做切片檢查，目的是要確定究竟是肝的原發腫瘤或是大腸直腸癌的轉移。這個步驟相當重要，因為兩種情況的治療方式完全不同，如果確定是大腸癌轉移，則應以大腸癌的治療藥物做全身性的控制；畢竟，不同癌細胞其治療方式是不一樣的。也就是說，用肝癌的藥物去治療大腸癌的肝轉移是無效的，同理，以治療肺癌的藥物，不論化療或標靶藥物去治療大腸癌的肺轉移亦是無效的。

Q4 什麼是腹膜轉移？會有什麼症狀或不舒服？

A4 肚皮和腸子之間有一層空間稱為**腹膜腔**，內有腹膜組織，是柔軟的結締組織，做為緩衝用。當有癌細胞穿過腸壁而散落其上時，我們便稱為**腹膜轉移**，隨著癌細胞的生長，這層柔軟的結締組織便會變硬，抓住腸子，造成腸沾黏，使得腸子蠕動減緩或停滯。臨床上可能一開始無症狀，但病情進展時，會見到病人持續嘔吐、脹氣、腹痛或無法解便的情形。

病人若無法進食時可能需要長期打點滴給予靜脈營養支持；如果一直嘔吐則應考慮置放鼻胃管做引流；若腹水生成造成腹脹，可透過抽水以緩解症狀；腹痛可透過止痛藥達到緩解疼痛的效果；如果合併發燒感染則要以抗生素治療；少數情況會造成阻塞性腎病變，需要進一步的適當處置。

Q5 轉移性大腸直腸癌病人有什麼治療選擇？什麼是多功能團隊醫療？對病人的治療有何重要性？

A5 轉移性腸癌的治療方式主要包括手術治療、化學／標靶／免疫治療、放射線治療。醫學上認為轉移性癌症為全身性的疾病，透過手術是無法切除全部病灶的，故一般轉移性大腸直腸癌主要治療方式，是以化療或加上標靶治療做全身性的控制，目標是控制疾病，與病共存。

但手術治療對於轉移性大腸直腸癌仍然重要，其一是在於緩解原發腫瘤造成的症狀如阻塞、出血等；另外，大腸直腸癌如果只有合併少數肝臟病灶的轉移，經外科醫師評估有機會完全切除又不會影響到肝機能的狀況下，會考慮先進行腫瘤病灶的切除。隨著治療方法的進步，手術治療也擴展到局部性可切除的肺部或他處轉移病灶。但即使可見的病灶完全切除，一般還是會建議接受**「術後的化學治療」**來預防復發或轉移。

近幾年來隨著手術技術及全身性治療的進步，即使一開始無法開刀，透過化療／標靶治療，部分病人如果效果很好，也有機會接受手術治療。就目前醫學界的共識，如果病人能透過良好的全身性治療將原本無法手術之病灶轉化成可切除的狀態（Conversion therapy），整體治療的成效會優於無法切除的疾病狀態。**多功能團隊醫療**的重要性，在於透過醫療團隊中各專家醫師彼此之間有經驗及默契的合作，於一開始及每個階段幫病人規劃最適合的治療方式以達到最佳的治療成效。

在此要特別強調，每個病人的治療方式都不一樣，所謂治療準則（Guideline）僅能供參考，仍需專業的醫師及醫療團隊透過討論，幫病人做出最適合的治療建議，且不論是疾病初診斷或是治療期間病情發生變化，都應如此。

Q6 大腸直腸癌病人一定要做化療嗎？會不會很辛苦？有什麼副作用？化療期間病人要注意什麼？

A6 化學治療是轉移性大腸直腸癌治療不可或缺的一環。由於化學藥物治療攻擊對象主要是針對生長較快速的細胞，包括癌細胞以及身體正常細胞如腸胃道細胞、毛囊細胞、骨髓造血細胞等，所以治療期間除了癌細胞得到控制外，身體也會因正常細胞受損而產生副作用如：疲累、味覺改變、口腔黏膜受損、噁心、嘔吐、腹瀉、掉髮、血球下降等，然而這些副作用並不會一直持續，約莫幾天疲累、腸胃道不適會慢慢改善，必要時，醫師也可透過一些藥物來緩解病人的不適。

一般來說，醫師比較擔心的是骨髓造血細胞受到化療的影響，造成血球下降的副作用，尤其是「**白血球的下降**」代表著免疫力的不足，有時候會併發感染甚至造成生命危險。

而血球的恢復有時候需要時間，所以，治療期間醫師會跟病人一再強調營養的重要性、蛋白質攝取的必要性，希望病人在下一次預備做化療的時候，血球已回復而不致拖延化療的進行；也希望不要遇到因血球下降造成的併發症。

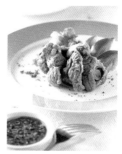

每個人的體質及狀況不同，因此副作用程度也有差異。醫師會根據每個病人的狀況，對治療計劃做出調整，適度的劑量調整或休息，抗癌之路才能走得長久。

Q7 化療的藥物有哪些？要如何選擇？

A7 病人初診斷轉移性腸癌時，所接受的治療稱為第一線治療。大部分的病人會接受FOLFIRI（5-FU合併Irinotecan）或FOLFOX（5-FU合併Oxaliplatin）的雙藥組合（Doublet）治療。至於FOLFIRI、FOLFOX的先後順序，之前的研究告訴我們，不論先使用哪一組治療，只要兩組皆有使用到，整體治療效果並無顯著差異。不過各個藥物副作用不同（如Oxaliplatin的累積性神經毒性、Irinotecan的落髮及腹瀉），可能是影響醫師治療選擇的考量點。一般會合併anti-EGFR或anti-VEGF任一標靶藥物進行治療，以達最佳治療效果。

少數狀況下會採取三藥組合（Triplet，5-FU合併Oxaliplatin及Irinotecan）治療，但毒性也隨之增加，須小心使用。

口服化療藥物如 Capecitabine（截瘤達）或 UFT（優富多膠囊）有時用來取代針劑的 5-FU 治療。另外在歷經一段長期的雙藥或三藥組合治療後，在病情達穩定時，可使用口服化療藥物作為維持性治療。

新型的口服化療藥物 Lonsurf（朗斯弗），使用時機點為對先前的化療及針劑標靶皆無效而疾病進展時。可單獨使用或合併標靶藥物「癌思停」使用。

註：藥物的個別介紹請參見「化學治療及標靶藥物治療」章節。

Q8 聽說有新的標靶藥物，有哪些種類，又該如何選擇？效果是不是比較好，可不可以只做標靶藥物治療就好？

A8 標靶藥物的治療機轉是針對癌細胞增生的異常細胞訊息傳遞路徑或基因突變進行阻斷，達到治療效果。然而，在轉移性腸癌，單純使用標靶藥物效果並不好，一般都會建議化療合併標靶藥物使用，以期達到最大的治療效果及更佳的疾病控制。

轉移性大腸直腸癌於第一線治療使用的標靶藥物有兩大類：

1.表皮生長因子受體（EGFR）阻斷劑（Anti-EGFR）

僅適用於無RAS基因突變的腫瘤，若有RAS基因突變則無效，不建議使用。

目前可使用的表皮生長因子受體阻斷劑有：Cetuximab（Erbitux 爾必得舒）和 Panitumumab（Vectibix 維必施）。兩者皆為針劑注射，擇一使用。

2.血管內皮生長因子（VEGF）阻斷劑（Anti-VEGF）

Bevacizumab（Avastin 癌思停）為此類藥物中唯一於第一線治療有療效者。

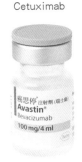

Cetuximab

Bevacizumab

針對無 RAS 基因突變的腫瘤，第一線要選擇 Anti-VEGF（Avastin）還是 Anti-EGFR，並無標準答案。目前已知病人若原發部位為右側大腸、具 BRAF 基因突變，則 Anti-EGFR 治療效果較差，宜謹慎使用。一般會綜合療效、副作用、費用負擔三方面考量作出治療決策。

由於此兩類標靶藥物健保使用之適應症皆有所限制，意思是說，在某些狀況下使用該標靶藥物健保會給付，其他狀況則不給付。如果不在健保給付的範圍內，是否要自費使用，則建議病人和主治醫師多討論，根據每個病人不同的狀況，醫師會做最適當的判斷及建議，沒有絕對對或錯的決定，病人應該也有權利充分了解各項資訊，參與治療的決定。

至於兩類標靶藥物能否合併使用，根據先前的研究結果顯示，合併使用不僅效果不會更好，毒性反而更高，因此不建議。

第一線治療無效後，進入第二線、第三線治療時，醫師會根據腫瘤的基因表現、生物標記不同（BRAF 基因是否突變、HER2 是否過度表現、是否具 KRAS〔G12C〕突變、是否具 NTRK 或 RET 基因融合變異），建議使用適合的相對應標靶藥物。

Q9 聽說可以做基因檢測，要做那些項目？對我選擇藥物有幫忙嗎？

A9 腫瘤的基因檢測在臨床上的意義是可以預測疾病的預後，也可幫助標靶藥物的選擇。目前在轉移性腸癌有幫助的檢測包括以下幾種：

● RAS基因突變

如果「有」突變，則可預測表皮生長因子受體阻斷劑（Cetuximab、Panitumumab）藥物無效；反之若「無」RAS 基因突變，則表皮生長因子受體阻斷劑治療會有效的機會則大大提升。

至於血管內皮生長因子阻斷劑（Bevacizumab、Aflibercept、Ramucirumab、Regorafenib）目前仍無有效的基因檢測可事先得知使用此藥物是否有效。

那麼，無 RAS 基因突變的病人，到底要選擇表皮生長因子受體阻斷劑或血管內皮生長因子阻斷劑來合併化療效果會較佳呢？目前醫師會根據病人病情不同，健保給付不同，評估任一藥物選擇之利與弊。建議和醫師請教討論，在充分了解資訊的狀況下做出最適合自己的決定。

KRAS（G12C）基因突變

具 KRAS（G12C）突變可考慮使用 G12C 抑制劑合併抗表皮生長因子受體（Anti-EGFR）藥物治療。

BRAF基因突變

如果有突變，代表疾病的預後不佳，平均存活時間較短，對治療的反應、效果亦不佳。若身體狀況允許，醫師可能會建議一開始治療採用較強的藥物組合。若對治療反應不佳，可考慮參加相關臨床試驗藥物治療，或在傳統化療及標靶藥物治療外再加上 BRAF 抑制劑的治療。治療期間，需與醫師密切配合，以接受最適合自己的治療。

微衛星不穩定度高(MSI-High)

如果具有 MSI-H 的基因表現，代表對於免疫治療才有治療有效的機會。如果沒有此類基因表現，則不建議接受免疫治療。

HER2過度表現（overexpression）

過去此類的檢測主用在乳癌的病人，如果具有過度表現，使用抗 HER-2 的標靶藥物可收到不錯的治療成效。近幾年來研究發現，轉移性腸癌病人中有少數病人（不到 5%）亦有此過度表現，使用抗 HER-2 的標靶藥物也可收到成效，可考慮使用。

NTRK或RET基因融合變異

轉移性腸癌病人具此基因變異的比例相當低（<1%），但若檢測到，可考慮相對應的標靶藥物治療。NTRK 標靶藥物包括 Larotrectinib 和 Entrectinib。RET 標靶藥物目前有 Selpercatinib。

Q10 免疫治療在腸癌治療效果如何？我應該使用免疫治療嗎？

A10 在轉移性腸癌有約5%的病人帶有MMR（mismatch repair）基因的突變，會造成表現低下（deficient mismatch repair, dMMR），造成DNA在複製過程中的錯誤修復不良，這些錯誤累積後造成微衛星不穩定（Microsatellite instability），而高度不穩定（MSI-high, MSI-H）的病人身上帶的突變基因也較多，可能會產生高變異性的抗原組織，會被人體的免疫系統辨識出，判定為「非自身」的抗原而將其攻擊摧毀。故最早免疫檢查點抑制劑（immune checkpoint inhibitor）的臨床試驗，便挑選此類的病人治療。

在 2015 年 5 月發表於《新英格蘭醫學期刊》（The New England Journal of Medicine）的報告顯示，針對所有化療標靶治療藥物皆失效的轉移性大腸直腸癌病人，免疫治療藥物（Pembrolizumab, anti PD-1）在 MMR 表現低下的病人，可達 40% 的反應率，高達 90% 的疾病控制率。此外另一相同機轉藥物（Nivolumab, anti PD-1）單獨使用或合併另一免疫治療藥物（Ipilimumab, anti CTLA4），在 2016 年全美腫瘤醫學年會（ASCO）也報告類似的治療效果。

過去，轉移性大腸直腸癌的標準第一線治療為化療加上標靶藥物治療。但在 2020 年發表於《新英格蘭醫學期刊》的 KEYNOTE-177 研究報告指出，針對具 MSI-high 基因變異的病人來說，使用免疫藥物 pembrolizumab 比上傳統的化療加上標靶治療，疾病穩定時間可持續更久。唯健保並未給付須自費使用，且無效者可能疾病惡化更快，故建議與醫師討論是否適合，使用上也應密切監控疾病進展。

目前看來，比較適合免疫治療的病人局限於 MSI-high 的病人，而此群病人只占了轉移性腸癌病人中約莫 5% 左右。由於免疫治療屬於非常昂貴的治療，建議在嘗試此治療前，先進行基因變異的檢測，如不符合，則不建議單獨使用。不過近年有零星研究顯示免疫治療合併口服標靶「癌瑞格」使用，對微衛星穩定（Microsatellite stable, MSS）的病人可發揮些許療效，建議與醫師討論是否適合嘗試。

Q11 化療及標靶藥物療程是怎麼進行？要治療多久？又怎麼知道治療有沒有效果？

A11 治療的療程因病情不同而異，通常「**點滴注射的化療**」是兩周進行一次，一次療程三天兩夜。「**針劑標靶藥物**」有兩周給予一次，也有每周給予一次，如果遇上化療則在第一天化療開始前給標靶藥物。「**口服標靶藥物**」癌瑞格標準使用是一天一次，吃三周休一周，但因每人副作用承受度不同，劑量及療程可能因人而異。此外「口服化療藥物」一般是早、晚各一次給藥，藥量是依個人體重身高而定，故每個人的劑量並不同，可能吃一至兩周會讓病人休息一周，不過每個人病況不同，醫師會根據每個人不同狀況來給予藥物。

一般來說，治療一段時間後應透過 X 光、電腦斷層等影像檢查來瞭解疾病的狀況，方能得知治療效果，不過每個人病況不同，故追蹤評估的時間和方式也不盡相同。抽血檢驗腫瘤指數，看指數變化趨勢或許可作為病情變化的參考，但非絕對，必要時仍應以電腦斷層或磁振造影等較精密的檢查來做準確的評估。有時候檢查時間間隔會視病況而縮短或拉長。

若檢查發現病灶明顯變大，則表示治療無效，則應考慮換藥；如果縮小、維持穩定、或變大一些但仍在可接受的程度，表示有效，便可持續以相同的藥物組合來治療。此外，於治療期間若病人覺得不適，且症狀持續加重，則應提早回診，請醫師評估是否有疾病惡化的可能，是否需提早檢查。

如果治療有效，那要治療多久？能否暫時休息？則要看病人的病況、藥物副作用及身體狀況做決定，很難在一開始治療即明確知道。故和醫師密切配合、多討論，才能對自己的病況及治療進度有所掌握。

Q12　為什麼會血球不夠？該怎麼做才能每次治療時都達到足夠的血球數？

A12　如果把人體的骨髓造血系統視為一個工廠，病人攝取的營養就好比原料，血球則為這個工廠的產品。每次化療就好比颱風或地震使得工廠停電停工，無產品（血球）供應，在市場上的產品（血球）便不夠使用（血球數下降），當化療的效應過後，工廠開工時，當然需要更多的原料（營養）才足以生產更多的產品（血球）以供應市場的需求。故病人在接受化療期間，醫師都鼓勵病人攝取足夠的營養，在骨髓造血機能恢復時，方能大量製造所需的血球。

　　如果已經盡力攝取了相當足夠的營養，但每次在預定化療的時候卻又血球不夠該怎麼辦？請不要氣餒，有時候醫師會讓病人多休息幾天，讓骨髓有充裕的時間製造足夠的血球，或者適度的調減化療的劑量，以減少對骨髓造血機能的過度傷害。病人不用擔心是否如此會減低化療的效果，效果是看長期的，如果身體狀況未回復，勉強做化療可能會造成身體的傷害，反而得不償失。

　　但如果血球數真的太低了，針對白血球量太低，怕抵抗力太差而合併感染發燒時，可考慮使用「**白血球生長素**」；針對貧血或血小板低下，太低造成症狀或有危險時，則建議以「**輸血**」的方式補足不夠的紅血球或血小板。至於，什麼時候需要做這些處置則要由專業醫師來評估。

Q13　治療期間可以吃親友介紹的中藥或營養食品嗎？

A13　化療藥物需要肝臟、腎臟的代謝，故治療期間我們建議盡量減少身體額外的負擔，一般是不建議服用其他的來路不明藥物或營養品；但如果病人有強烈的需求，建議與醫師討論確認合適之後，方能使用。

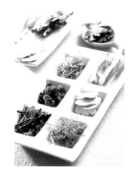

化學治療期間，應避免使用中藥，以免增加身體額外的負擔。

Q14 醫師說藥物已無效，要更換成下一線藥物，為什麼有做化療，疾病還是在惡化？究竟該怎麼辦？

A14 有些癌細胞天生就對治療的藥物有抗藥性，因而一開始就沒效。也有些癌細胞則是一開始對治療藥物有反應，但漸漸地對治療的藥物產生抗藥性，臨床上便看到疾病逐漸惡化。因此，一旦發現治療效果不彰，疾病在惡化，則應評估是否要更換藥物，至於換什麼藥物，則要由醫師針對病人狀況做出最佳的建議。

Q15 如果選擇不治療或一直換藥，但仍然治療效果不彰，病情惡化時可能會發生什麼狀況？腫瘤相關的併發症有那些？

A15 癌症疾病進展到後期會造成的併發症主要分兩大類，一為**腫瘤侵犯的器官機能衰竭**，其次為**感染**。

- **器官機能衰竭：**如果肝臟內腫瘤逐漸長大，壓縮正常肝細胞生存的空間，超過某個限度時，剩餘的肝臟細胞無法維持正常的生理作用，便會造成黃疸、凝血功能異常、嗜睡等肝臟機能衰竭的症狀。

  如果影響的是肺部，則可能會有咳嗽、喘逐漸加重的情形發生；骨頭轉移則會造成固定位置持續的骨頭疼痛，或甚至因骨頭脆弱造成骨折的風險增加；不同的器官會造成的症狀也不盡相同。

- **感染：**因體力逐漸下滑，抵抗力也逐漸衰弱，就會較一般人容易感染；加上腫瘤的侵犯位置可能造成正常解剖位置的改變，使得身體排除髒東西的能力受損，如：膽汁淤積造成膽道感染。

  癌症病人都應視自己為抵抗力較弱的人，如有不正常的發燒或任何的感染跡象，則應提早回診。

Q16 如果換了多種化療及標靶藥物，但疾病仍惡化又該怎麼辦？

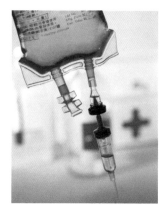

A16 假若所有的化療藥物或標靶藥物皆已嘗試過，但疾病仍在惡化，或因疾病進展迅速造成體能下滑太快，而不適合再接受治療，此時的治療目標及方向便應以減輕腫瘤造成的症狀、改善生活品質為主。

譬如，疼痛可適度以止痛藥來做控制；食慾不振或嘔吐造成營養不足可適度補充靜脈營養；發燒感染時接受抗生素治療等。

此階段應以「維持生活品質」為首要目標，勉強做化學藥物治療，其副作用及毒性反而會對身體造成更大的負擔。

Q17 什麼是緩和醫療？

A17 當醫師已不建議積極性抗癌藥物治療時，表示依據病人的病況及體力，勉強做治療其壞處將遠大於好處。

此時病人、家人、醫療團隊都應重新思索照顧病人的目標，那就是以各種方法去減輕病人的痛苦，維持生活的品質，這便是緩和醫療的精神。

醫療團隊可能會加入新的成員，包括專業的緩和醫療科醫師、身心科醫師、社工師、心理師、護理師、宗教支持等，當然最重要的還是家人的陪伴支持，透過大家的努力，讓病人身、心、靈得到撫慰。

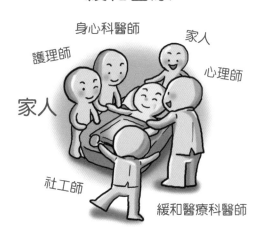

緩和醫療

身心科醫師
護理師
家人
心理師
家人
社工師
緩和醫療科醫師

女性接受化學及放射治療須知

卵巢位於骨盆腔內，是分泌女性荷爾蒙的器官。卵巢對放射線的耐受度很差，若是沒有做事前的防範（如以手術方式將卵巢移位至腹腔），在骨盆腔放射治療後，卵巢功能幾乎一定會永久完全喪失。

如果是更年期後的婦女，可能不會注意到任何變化，因為她的卵巢已經停止分泌荷爾蒙。但若是卵巢仍有功能的女性，在接受放射治療後，極有可能因卵巢功能喪失而直接停經並喪失生育能力，因此對於有強烈生育意願的女性，應於治療前慎重考慮冷凍卵子或胚胎的必要性。

化學治療對卵巢的破壞程度不一且無法準確的於治療前得知，雖病人於化學治療後卵巢仍有機會恢復功能，但對於有強烈生育意願的女性，也應該要慎重考慮於治療前進行冷凍卵子或胚胎等對應措施。

治療前的注意事宜

女性大腸直腸癌的病人在接受化學治療或是骨盆腔的放射化學治療前，必須要瞭解以下幾件和女性的生殖系統有關的事情：

- **化學治療的藥物會損耗卵巢的功能，可能導致卵巢功能提早結束；**若病人經歷化學治療後卵巢仍存有部分的功能，那麼月經在治療結束後可能會恢復，但若卵巢同時受到放射線的照射則會完全喪失功能，將使病人於治療後立即進入停經狀態。

- **大腸直腸癌病人所使用之化學治療藥物對卵巢的殺傷力較小，**因此若病人較年輕，於治療後卵巢功能恢復的機會不小，但目前仍無法確知在接受化學治療後，究竟幾歲以下的病人一定會恢復月經，或是化學治療多久後會來月經；也因此，因治療而「閉經」的這段時間內，病人可能會出現更年期症狀——熱潮紅、心悸、失眠、情緒不穩定等。

不建議使用荷爾蒙療法

對一般人而言，於停經前後會出現更年期症狀的機率約為 75%；但因放射或化學治療所造成的永久性或暫時性閉經會導致體內荷爾蒙快速的下降（不似一般女性更年期時體內荷爾蒙的緩步下降），也因此出現更年期症狀的機率會更高。

目前我們並不建議有更年期症狀的女性，一定要接受荷爾蒙補充，但當病人感覺更年期症狀嚴重到對日常生活品質產生重大的影響，而希望改善這問題時，則可以考慮接受荷爾蒙補充，但必須尋求婦科醫師的協助。

至於**癌症病人在治療後的積極追蹤時間內（一般為 5 年）不建議使用荷爾蒙**，因為補充荷爾蒙是否可能增加癌症復發的危險仍未確知，一般會建議使用非荷爾蒙藥物的症狀治療。

關於生育問題

年輕尚未停經的女性病人，必須瞭解化學治療可能會因影響卵巢功能而影響生育能力，通常在接受治療前，沒有非常適當有效的方法可以預先知道治療後卵巢可保留多少功能，因此有生育需求的女性病人最好先做好保留卵子的準備，此時必須尋求**生殖內分泌科**（即一般人所稱之**不孕症科**）醫師的協助。

至於得接受放射治療的病人，由於卵巢及子宮於接受放射線照射後，前者會完全喪失功能，後者也會變成不適合生育，而臺灣的法律目前仍不允許代理孕母，因此極有可能必須要放棄生育計畫，但若病人希望保留卵子，仍舊可尋求生殖內分泌科醫師的協助。

此外，若是病人希望在需要接受放射治療的情況下保留卵巢功能，可以考慮接受腹腔鏡手術，在接受**放射治療「前」**先將卵巢移位並固定至腹腔中，以避開照射至骨盆腔的放射線。目前的醫學研究確定這是保留卵巢功能的一個有效方式，但只適用於有強烈生育意願的年輕女性。

如何面對治療結束後的長期追蹤

文／林帛賢（身心科‧資深主治醫師）

帶著傷疤，戰勝病魔

　　癌症病人在治療結束後進入追蹤的時期，心理的狀態會從之前對於疾病與治療的焦慮稍稍緩解。抗癌是成功了，但病人也開始注意到因為治療造成身體的改變，成為了影響生活的重要因素。例如手術後排便與失禁的問題，讓病人不敢與朋友一起出門，進行一般社交活動，擔心找不到廁所、深怕出糗。因為化療造成的末端神經病變導致手麻腳麻，因此手部精細動作受損、生活不易，不敢開車、走路不順。因為癌因性的疲憊，體力大不如前，在許多的生活層面，皆感力不從心。有些病人會感慨之前都只在擔心治療會不會成功，從來沒想到活下來還有這樣的辛苦生活要面對。說到這裡，還沒做過治療的讀者會想到要放棄積極的治療了？其實這都反映著病人在治療後，都想要回到「生病前健健康康的樣子」。要適應這樣的一個新的身體，要接受這改變的身體形象不是一件容易的事情。

　　治療後要追求的是新的生活，這些身體的改變是要提醒我們這麼努力拚著活下來是為了什麼？**付出的代價是值得的，因為我們還活著。**曾經擁有但現在失去的，正是要時刻的提醒我們還有的是什麼，然後更加的珍惜。

是人都會怕

　　在追蹤時時對於癌症復發的擔憂，幾乎是所有病人會歷經的心理歷程。常常在癌症治療的過程中雖然辛苦，但心中會有一種被治療保護、有保障的感覺。所以當治療一旦停止，心中少了個依靠感，便會開始不安。回歸生活與工作，一旦繁忙起來可能忘了生病這件事，但每次醫師安排做檢查等待報告的一兩個星期，腦海又被拉回癌症與治療的回憶，心中又再度感到忐忑不安。一直要等到醫師宣告檢查正常，心裡的大石才又能暫時放下。病人曾比喻，來聽報告就好像是聽法官判刑，可能是「死刑」或「緩刑」，但從不是「無罪釋放」。

追蹤階段是一條漫長的路，因為生病過了所以生活總是會一直帶著警戒的感覺，這是病人常有的共同心聲。

部分病人對於身體異狀的過度擔憂，頭痛、感冒、腸胃炎造成的症狀，都可能被過度擔憂地連結成跟癌症的轉移有關。因為擔心癌症會復發，所以重複地請求甚至自費做過多檢查。如果檢查的報告正常，雖然可以短暫地安自己的心，但下一波的擔憂隨即而來。何況有時候檢查的結果似是而非，或者是偽陽性病灶的出現，更可能讓病人陷入另一波延長的心理折磨，等待下一個檢查的不安。有些病人常有復發就是末期了的災難式想法，似乎一切就都完了，這樣的心情回頭又更加重對於疾病的恐懼與擔憂。

生活仍繼續過下去

面對內心的恐懼，向外尋求高科技檢查的報告，或是從醫師的口中尋求再保證，是人之常情。但轉而向內，我們如何調整自己、安頓自己的心？

在追蹤期面對擔憂復發的恐懼與害怕，重點不在於要讓自己「再也不擔憂、再也不恐懼」。**恐懼與害怕的存在並不一定都是負面的，因為它會提醒我們要把握生命、好好過活**。在生病之前對許多人而言，死亡是不存在的，因此也從沒想過生命是有限的。體驗癌症的經驗與治療的辛苦，是不容易的，但也常因此才能觸動到我們對於生死的體悟，讓許多的病人重新調整自己的人生目標，把握活著的時間。

所以重點在於如何帶著擔憂復發的恐懼，但不讓它負面地主宰了我們的生活，讓我們的心靈得到自由。刻意的壓抑，過度理性地故意轉移注意力，就像把充滿空氣皮球壓到水面下，稍一鬆懈，反彈的力量便向上衝出。帶著擔憂，但不一直盯著擔憂，因為一直盯著擔憂，擔憂只會被災難地放大，然後自己就陷入自己挖的陷阱裡。腦筋轉個彎想想，生活的時間都花在等待報告過程中的恐懼不安，茶不思飯不想，十年之後若發現其實自己都沒有復發，會不會回頭笑膽小的自己，後悔浪費的青春？害怕擔憂的同時，讓自己生活繼續往前進，吃飯、睡覺且繼續呼吸；擔憂復發就像口袋裡的一個小圖釘，有時候它會刺到你、提醒你，調整它的位置與角度再繼續走下去，路途的風景依舊美麗。

手術後的營養照護

文／詹文華（營養部‧營養師）

　　大腸直腸是人體整個消化道的末端，主要的功能是處理小腸消化之後的食物殘渣（無法被小腸吸收的東西），殘渣中的水分和電解質會在大腸內被吸收，然後形成糞便而被送到直腸，再從肛門排出體外。

　　為了讓禁食後、經歷手術過程的腸道重新適應，所以手術後初期至術後約1個月內的飲食內容，建議以「**溫和軟質飲食**」為主（即質地柔軟、易消化、非油炸、低刺激性的食物），避免因為過度高纖、過量易脹氣食物而造成腸道的負擔，而均衡飲食能夠讓病人在手術後儘早恢復體力和幫助傷口癒合。

大腸術後第一階段（手術後之住院期間）

剛開始進食的飲食注意事項

1. **遵照醫師的指示**：先開始喝水、然後喝清流質食物（見下頁），再依腸道耐受情形而改成溫和、軟質飲食（詳見表1）。

2. **少量多次、嘗試性進食**：因為手術後大腸的功能尚在恢復中，所以在重新嘗試進食時，各種食物都應該避免一次吃下太多；因此，建議將醫院訂餐的伙食分成2～3次慢慢進食，自備點心和水果也應以平日量之大約1／4～1／3為準，再循序漸進地增加食用量。

3. 若飲食內容已經進展到溫和、軟質飲食，**應選擇容易消化的食物**，並細嚼慢嚥；若牙齒功能較差或體力尚未恢復而覺得咀嚼食物費力，應該請護理人員將伙食改成切碎的食物。

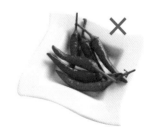

4. **避免易產氣、刺激性**（如辣椒、酒精、咖啡等）**的食物**，以預防腹脹或腹絞痛等情形。

5. 在術後開始進食期間，若有**異常的腹脹、腹絞痛、噁心、嘔吐、腹瀉或便祕**等情況，應告訴醫師或護理人員。

6. 遵照醫師或護理人員的指示**適當下床活動**，會讓全身的血液循環變好，也可以幫助恢復大腸蠕動功能，減少腹脹與便秘情形。下床活動也要採取漸進式，確定頭不暈，在有人陪同時才可以下床走路。

7. **正常休息及睡眠。**

8. 當停用點滴後，應記得**多補充流質食物和水分**，以預防便秘或脫水。

9. **避免服用中藥、草藥類補品**，也不要聽信偏方及另類飲食療法；至於市售營養品的補充，請詢問醫師、護理師或營養師確認後再使用，以避免不良的副作用發生。

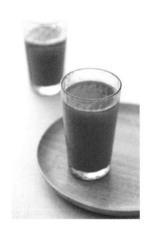

10. **出院後應遵照**醫師、護理師和營養師的**飲食建議。**

選擇**清流質**飲食

即**清澈無渣、不刺激腸道的流質食物**，如米湯、運動飲料、過濾後的無渣果汁、去油清湯、麥茶、蜂蜜水等。因為營養量較低、營養素不均，清流質飲食只能當作短暫的過度飲食；若開始進食後，腸道適應狀況良好，就應儘早嘗試全流質飲食或溫和軟質飲食。

選擇**溫和、軟質**飲食

是一種以**均衡飲食為基礎，粗纖維含量較低、質地柔軟易咬細、容易消化、非油炸、低刺激性的飲食**，可避免對腸道造成不適，並提供豐富充足的營養。

表1 溫和、軟質飲食

食物種類	可食用 ⭕	避免食用 ❌
奶 類 及其製品	無。	各式奶類及其製品。
肉 類 (豬、雞、 魚、海鮮)	去皮、筋的嫩肉，如絞肉、雞絲、魚肉、蝦仁等。	未去筋、油炸過硬、不易咬細碎的肉類，如牛筋。 雞肫（鴨肫）等。 花枝、魷魚等。
蛋 類	除油煎、油炸外，其他烹調方法製作之打散蛋類，如蛋花、蒸蛋、炒蛋、布丁等。	硬荷包蛋、滷製過久的硬蛋（鐵蛋）等。
豆 類	加工精製、去渣的豆製品，如豆腐、豆花、豆干、白豆包等。	油炸過的豆製品及未加工的豆類，如黃豆、綠豆、紅豆等。
全穀雜糧類	精製的穀類及其製品，如白米飯、白麵條、白土司、白饅頭、無殼玉米醬等。 根莖類食品，如馬鈴薯泥等。	全穀類及其製品，如糙米、麥麩、燕麥、玉米、全麥麵包等。 根莖類食品，如甘藷（地瓜）、芋頭等。 糯米類及其製品，如粽子、湯圓等。
蔬 菜 類	各種過濾蔬菜汁。 嫩的葉菜類。 去皮、子的成熟瓜類，如燒爛的大黃瓜、絲瓜、冬瓜等。 菇類（去蒂頭、切片）。	粗纖維多的蔬菜，如竹筍、芹菜等。 蔬菜的梗、莖及老葉。 未去蒂頭菇類、金針菇。 未烹調的蔬菜，如生菜沙拉。
水 果 類	各種過濾果汁。 纖維含量少，且去皮、子的水果，如香蕉、葡萄、木瓜、香瓜、蘋果、新世紀梨等。	含高纖維的水果及其未過濾果汁，如棗子、黑棗、柿子、番石榴（芭樂）、鳳梨。 含種子的水果，如奇異果、火龍果、小番茄。
油 脂 類	各種植物油、動物油及其製品。	堅果類，如腰果、瓜子、花生、核桃、杏仁、栗子等。
點 心 類	新鮮、易消化的清蛋糕及餅乾。	添加水果、核果、椰子粉、芝麻及忌食食物做成的餅乾、蛋糕，如五穀粉、全麥高纖蘇打餅等。 油膩過甜的點心，如沙其瑪、綠豆湯、八寶飯等。

避免**易產氣**的食物

　　這類食物含有豐富的寡醣類及多醣類碳水化合物，因為在小腸內不易被消化吸收，所以在大腸道內經細菌發酵利用而產生氣體。大腸手術後的進食期間，應該依照個人腸蠕動恢復、排氣、排便正常化程度以及活動量的增加，而由少量漸進地嘗試這類食物，則可避免脹氣造成的不適。

表2 常見易產氣的食物

食物種類	避免食用 ✕	可以吃少量 ○
奶類	牛奶、冰淇淋、奶製品	優酪乳、優格
豆類及其製品	未經加工過的豆類，如：紅豆、綠豆、黃豆、毛豆、蠶豆、皇帝豆、豌豆 含豆渣的豆漿	豆腐、豆干、無渣豆漿等豆製品
主食類	甘藷（地瓜）、芋頭	馬鈴薯 麵包、饅頭、蛋糕
水果	文旦（柚子）	蘋果、葡萄、西瓜
蔬菜	・莢豆類，如四季豆、長豆。 ・芽菜類，如黃豆芽、綠豆芽。	十字花科類蔬菜，如甘藍、大頭菜、綠花菜、高麗菜、白蘿蔔。 爆香類蔬菜，如蔥、大蒜、洋蔥、九層塔、蕗蕎。 特殊香味類蔬菜，如韭菜、青椒。
其他	・碳酸飲料、啤酒 ・含糖醇（如山梨糖醇、木糖醇等）的口香糖和其他食品	

大腸術後第二階段（手術後初期至出院後1個月內）

出院後的飲食注意事項

1. 出院後，應遵照醫師、護理師和營養師的飲食建議，**繼續採用溫和、軟質飲食**（詳見表1）的飲食原則，避免易產氣（詳見表2）、刺激性（如辣椒、酒精、咖啡等）的食物，直到出院後的第一次返診。

   這次門診後至術後約一個月，可漸漸放寬飲食上的限制，改為「軟質、適度纖維飲食」（詳見表3）。

2. **仍然維持少量多次、嘗試性進食：**因為出院後返家會接觸到很多住院中還沒有吃過的食物，包括不同的配菜、多樣的水果、中西式的點心等；所以在嘗試不同種類的食物時，仍應該避免一次吃下太大量；建議以平日量之大約1／3為準，嘗試後若沒有不適反應，再循序漸進地增加食用量。

3. 在術後的恢復期間，**應以「均衡飲食」為基礎，新鮮多樣化為方法，維持體重為目標。**補充足夠的熱量，可以維持體重、提供身體所需要消耗的能量、保持身體基本功能；**也需要多吃富含蛋白質的食物，**如魚、肉、蛋、去渣黃豆類製品，以幫助身體修補組織、恢復傷口。

   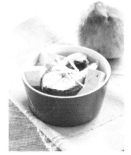

   建議病人出院後要測量體重，最好選用同一個磅秤，每2～3天測量一次，最佳測量時間是早上起床如廁後、用早餐前，這樣可以減少體重測量的誤差，不要輕忽「體重減輕」所代表的「營養攝取量不足」的意義。

4. **仍然要維持細嚼慢嚥。**食物切得細薄、小塊，烹煮至柔軟、易咬，則可以讓食物更容易消化吸收。另外，要提醒大家的是：要把已經慢吃咬細的食物都吞嚥下去，這樣才能補充到食物本身所含有的營養和膳食纖維（尤其肉類和青菜）。

   傳統觀念中，常認為肉湯、魚湯比肉的本身來得營養，這觀念是不正確的！應該把咬碎的肉都吞下去，這樣才能補充到肉類本身所提供的高蛋白質，幫助術後傷口的恢復。菜葉、瓜類蔬果、軟質水果

富含維生素、礦物質和植化素，有助於細胞的修護，調節各器官組織的生理機能，促進身體的健康。蔬果也含有膳食纖維，有吸收水分的效果，會讓糞便比較保水柔軟、體積增加，而易於排出，故具有預防及舒解便秘的作用；且有利於腸道好菌的繁殖生長，幫助腸內菌種平衡及腸道機能正常。

5. **要有定時定量的飲食計畫和規律的運動。**若能訂出每天規律的飲食內容（包括多久吃一次、每次吃多少量等）和運動計畫（配合睡眠、休息、進食時間，依照自己體力的耐受程度而定），這對術後腸道的恢復、排便習慣的建立都有幫助。

6. 若有**異常的腹脹、腹絞痛、噁心、嘔吐、腹瀉或便秘**等情況，應與醫師或護理師聯絡。

7. **正常休息及睡眠。**

8. **適當補充流質食物和水分**，以預防便秘或脫水。

9. **避免服用中藥、草藥類補品**，也不要聽信偏方、另類飲食療法；至於，市售營養品的補充，請詢問醫師、護理師或營養師確認後再使用，以避免不良的副作用發生。

選擇軟質、適度纖維飲食

表3 軟質、適度纖維飲食

食物種類	可食用 ◯	可適量食用 ◯	避免食用 ✕
奶 類 及其製品		各式奶類及其製品，如優酪乳、優格等。	有乳糖不耐症或腹瀉者，各式奶類及其製品皆應避免。
肉 類 （豬、雞、魚、海鮮）	去皮、筋的嫩肉，如絞肉、肉絲/丁、雞絲/丁、魚肉、蝦仁等。	·未去皮及油煎的肉類。 ·燉爛的牛筋等。 ·牡蠣、文蛤等柔軟海鮮。	·未去筋、油炸過硬、不易咬細碎的肉類。 ·雞肫（鴨肫）等。 ·花枝、魷魚等。
蛋 類	除油煎、油炸外其他烹調方法製作之打散蛋類，如蛋花、蒸蛋、炒蛋、布丁等。	除油煎、油炸外其他烹調方法製作之全蛋類，如嫩的荷包蛋、軟的滷蛋等。	硬荷包蛋、滷製過久的硬蛋（鐵蛋）等。
豆 類	加工精製、去渣的豆製品，如豆腐、豆花、豆干、白豆包等。	少量油炸過的豆製品及未加工的豆類，如綠豆、紅豆等。	大量、未加工的豆類，如黃豆、黑豆等。

食物種類	可食用 ⭕	可適量食用 ⭕	避免食用 ❌
全穀雜糧類	・精製的穀類及其製品，如白米飯、白麵條、白土司、白饅頭、無殼玉米醬等。 ・根莖類食品，如馬鈴薯泥等。	・少量、柔軟的全穀類及其製品，如糙米粥、細麥粉等。 ・根莖類食品，如地瓜稀飯、芋頭西米露等。	・大量、硬實的全穀類及其製品，如大燕麥、玉米粒、十穀飯等。 ・糯米及其製品，如粽子、湯圓、麻糬等。
蔬 菜 類	・各種過濾蔬菜汁。 ・嫩的葉菜類。 ・去皮、子的成熟瓜類，如燒爛的大黃瓜、絲瓜、冬瓜等。 ・菇類（去蒂頭）。	・一般葉菜類。 ・少量含豆子之蔬菜類，如四季豆、豆芽菜等。	・粗纖維多的蔬菜，如竹筍、芹菜等。 ・蔬菜的梗、莖及老葉。 ・未去蒂頭菇類、金針菇。 ・未烹調的蔬菜，如生菜沙拉。
水 果 類	・各種過濾果汁。 ・纖維含量少，且去皮、籽的水果，如香蕉、葡萄、木瓜、香瓜、蘋果、新世紀梨等。	・少量未過濾含渣果汁。 ・少量含種子的水果，如奇異果、火龍果、小番茄。	・大量未過濾含渣果汁（大於500毫升/次）。 ・含高纖維的水果，如棗子、黑棗、柿子、番石榴、鳳梨。
油 脂 類	各種植物油、動物油及其製品。	少量堅果類及其製品，如堅果飲、芝麻糊等。	大量堅果類，如腰果、瓜子、花生、核桃、杏仁、栗子等。
點 心 類	新鮮、易消化的清蛋糕及餅乾。	・少量添加水果、核果、椰子粉、芝麻所做成的餅乾、蛋糕及麵包，如五穀粉、全麥蘇打餅等。 ・少量油膩、甜的點心，如沙其瑪、綠豆湯等。	糯米及其製品，如八寶飯、年糕等。

各種症狀的飲食對策

大腸在手術後初期，腸道功能會暫時下降，再加上飲食內容調整（包括水分補充）和活動量差異，排便情況可能會和手術前有所不同。

腹瀉時的飲食調整

1. **若在急性腹瀉時，可先嘗試清流質飲食**（在進食初期12～24小時內），以補充腹瀉期間身體流失的水分和電解質，並讓腸道休息。

2. **應暫時避免進食富含粗纖維的蔬菜、水果、全穀類和全豆類**，待腹瀉情形緩解後再逐漸增加。可選擇纖維含量低的食物，如白米粥（飯）或麵條、白土司、蒸蛋、去皮蒸煮的雞肉、蒸或烤的魚肉、煮或滷的瘦肉、稀釋果汁等；而富含水溶性纖維之食物，如蘋果泥、香蕉、愛玉、果凍（不含蒟蒻）、嬰兒麥粉等，具有緩瀉效果。

3. **應注意食用牛奶、乳製品和添加牛奶（奶粉）製作的點心**，因「乳糖不耐症」也是引起腹瀉的原因之一。若病人確定沒有乳糖不耐症的病史，可暫時停用牛奶及乳製品，或視情況稀釋、減量，待腹瀉情形穩定後再逐漸增加。

4. **避免攝取油膩、高脂及油炸的食物**，如炒飯（麵）、蔥油餅、牛角麵食、炸排骨等。

5. **應限制含咖啡因的食物及飲料**，如咖啡、濃茶、可樂及巧克力等。

6. **避免濃烈刺激的調味料**，如辣椒、胡椒、咖哩等。

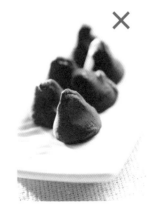

7. **避免冰冷的食物及飲料**，以室溫至微溫較為適當。

8. **少量多餐方式用餐**，以減少腸道的刺激和負擔。

9. 應視個人情況而**減少易產氣食物**的攝取。

10. 若腹瀉問題持續或更嚴重，或糞便的顏色、氣味異常，應與醫師、護理師聯絡，由醫師決定是否

需服用止瀉藥或需要進一步檢查。

11. 與醫師討論，是否補充益生菌來增加腸道中的有益菌，以改善腹瀉的情形。

便秘時的飲食調整

1. **增加富含膳食纖維的食物：**如白米飯換成糙米飯、地瓜飯或燕麥粥、多吃蔬菜水果（若打成蔬果汁，則應保留蔬果渣的部分一起喝）、點心可增加紅豆（綠豆）湯、愛玉、果凍等。

2. **補充足夠的水分：**衛福部國健署公布的「國民飲食指標」建議每天應攝取約6～8杯的水，而一杯份量是240毫升，所以每天應補充約1,500～2,000毫升的水（可包含湯、果汁、豆漿、牛奶等流質食物），以使糞便柔軟。也應依照個人的排汗狀況、運動流失程度和天氣炎熱變化而增加水分的補充。

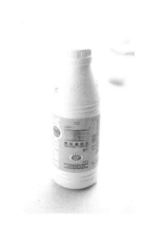

3. **每日應有適度的運動（如散步），**可促進腸道蠕動功能。

4. **每日儘可能固定進食及如廁的時間。**

5. **添加果寡糖於流質食物內飲用，**或吃一些有添加木寡糖及寡醣類的食品，可改善便秘情形。（用量請依各產品包裝上的說明使用）

6. **含有益生菌之食物**（如優酪乳、優格），可改善腸道菌叢生態，進而改善便秘問題。

7. **必要時，**與醫師討論是否**使用軟便藥物。**

脹氣時的飲食調整

在人體消化道內的氣體主要來源有二：一是外在的空氣進入體內；當你嚼口香糖、吃飯同時聊天說話或囫圇吞棗地嚥下食物時，不少空氣也隨之下肚。另一來源是我們吃下的食物、不被小腸吸收的部分，進入大腸後，會被大腸內

細菌分解利用，此過程就會產生氣體（吃不同的食物會產生不同的氣體，包含氮氣、氫氣、二氧化碳及甲烷等）。因此，脹氣時應該調整進食方式和飲食內容：

1. **細嚼慢嚥**。

2. **避免進食中說話聊天**而吞入較多的空氣。

3. **避免易脹氣食物**，見表2內容。

4. **每日應有適度的運動**（如散步），可促進腸道蠕動功能和使消化道內的氣體排出。

5. **必要時**，與醫師討論是否需進一步**檢查腸胃功能或使用消脹氣藥物**。

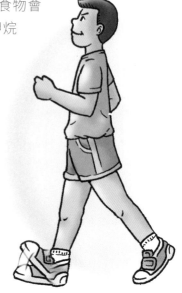

裝置人工肛門時的飲食調整

餐後適度散步可促進腸道蠕動

1. 人工肛門的排便型態，大多為半固狀，偶有固體成形或水樣便，這與人工肛門的位置不同和飲食內容改變有關。

2. 飲食內容仍以「**均衡飲食**」為基礎，避免大量粗糙高纖的食物。因個別生活習慣、飲食內容差異之因素，可觀察糞便形態和排氣情形，選擇較適合自己的食物。

3. **當脹氣或排氣有異味時**，則應減少全豆類、奶類製品、地瓜、芋頭、洋蔥、青椒、韭菜、大蒜、海鮮、碳酸飲料、啤酒等食物。

4. **補充足夠的水分或流質食物**，可使糞便易排出，並避免脫水或便秘。

5. **若造口位置在小腸**，排泄物多為水樣便，須注意水分及電解質的補充。

化學治療期間的營養照護

文／詹文華（營養部‧營養師）

　　研究報告指出，癌症病人在出現症狀、確立診斷時，約有 50％的人已經有體重減輕和營養狀況不足的情況，其程度則因不同的癌症種類而異。

　　維持良好的營養狀況是癌症治療中很重要的一部分，在治療期間，正確的飲食選擇可以幫助維持體重、提昇自體免疫力和預防身體組織功能失調，並重建因癌症治療而受損的組織、幫助抗癌療程順利完成，這才是正確的抗癌飲食觀念。

治療期間維持均衡的飲食

　　「**免疫能力**」在接受化學治療期間特別重要，如果吃的量不夠或是選擇的食物種類不適當，身體就必須消耗貯存的養分來作為能量來源，而造成體重減輕、抵抗力變差、恢復時間延長而比較容易受到感染，因此不建議癌症病人在治療期間採用「饑餓療法」或「生機飲食」。

　　此外，在實證醫學中，並沒有證據顯示任何一種食譜、某一種食物或單一種營養素可以治療癌症或是防止癌症再復發。現有的資訊則建議：**在治療期間維持均衡的飲食，每天要攝取六大類各種不同的食物，並增加熱量和豐富的蛋白質，來保持穩定的體重，並持續適度的活動量**，這對於癌症病人會有明顯的幫助。

　　同時也建議病人在**補充維他命（或礦物質）製劑之前，應該先詢問醫師、護理師或是營養師**，才是最安全的方式。有些維他命或礦物質攝取過多也會損害我們的健康（如維他命 A、維他命 E 等），另某種維他命超量的補充甚至可能降低癌症治療的效果（如維他命 C、β 胡蘿蔔素等）。

　　若因為某些原因或個別情況，在一段期間內無法吃均衡飲食，建議可以考慮補充綜合維他命（或礦物質）製劑，劑量應相同於一般人每日營養素建議量（約 100％以下），使用目的是為了彌補飲食攝取不足和避免身體缺之，並非愈多愈好，**應避免使用高劑量的、單一的營養素補充製劑**。

癌症相關營養不良的常見原因

1. 疾病本身造成病人的營養攝取量減少（癌細胞分泌的某些物質會造成食慾減退、噁心）或是改變體內營養素的代謝情形（醣類、蛋白質、脂肪、體液或電解質）。
2. 腫瘤本身會影響食物通過和營養吸收（如食道、胃腸道的癌症等）。
3. 各種治療造成的營養攝取或吸收障礙（手術、化療、放療或症狀處置藥物等），讓病人有食慾不振、噁心嘔吐等不適感。
4. 各種治療造成身體組織的受損傷害，必須補充高熱量和高蛋白質食物，來恢復身體的正常功能，因此癌症病人的營養需求量較正常人為高。
5. 其他：情緒影響、採用不適當的飲食等。

化療期間的飲食原則

治療期間要以「**均衡飲食**」為基礎，攝取各種不同的食物來維持身體健康，每天的飲食內容應包括下列六大類食物：

● **全穀雜糧類**：像是米飯、麵包、麵條、穀片、地瓜、馬鈴薯、芋頭、山藥、玉米、紅豆／綠豆等及其製品，可以提供碳水化合物（包括纖維質）、一些蛋白質和部分維他命 B 群、維他命 E。碳水化合物會供應身體主要的能量，使身體維持良好功能、保持體重和避免身體組織蛋白質被分解消耗。

● **豆魚蛋肉類**：像是黃豆類、蛋類、魚肉類（指魚類、海鮮、家畜、家禽）及其製品，可以提供蛋白質、部分維生素和礦物質、飽和脂肪酸。蛋白質幫助身體修復組織細胞，維持生理功能並對抗感染。化學治療期間建議完全熟食以充分殺菌。

● **乳品類**：像是乳品、優格、優酪乳和起士等，可以提供蛋白質、部分維生素和礦物質（尤其鈣質）。化學治療期間若有白血球低下的情況，建議暫停食用優格、優酪乳。

● **蔬菜類**：像是綠色葉菜類、芽菜類、瓜類、菇類、蘿蔔類、海菜類等，可以提供身體所需的部分維生素（如維生素 A、部分維生素 B、C）及礦物質、纖維

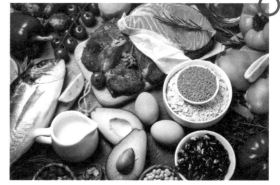

質。化學治療期間免疫力較差，建議完全熟食，因生菜可能有殘留細菌或寄生蟲卵等問題，應避免沙拉、精力湯方式的吃法。

● **水果類**：選擇當季、新鮮、可去除果皮的種類，可以提供果糖、部分維生素（如維生素 A、C）、礦物質及纖維質，化學治療期間建議先去除果皮後再食用，可避免果皮上殘留細菌造成的感染問題。

● **油脂與堅果種子類**：選擇各式植物油、多樣適量的堅果種子類，可以提供不飽和脂肪酸、部分維生素（尤其脂溶性維生素）、礦物質。不飽和脂肪酸供應身體所需的熱量，使身體維持良好功能和保持體重。堅果種子類的食用，在化學治療期間應留意儲放問題（避免受潮發霉）並視情況適量攝取。

每日飲食指南

衛福部國健署於民國 107 年 3 月公布了新版的「每日飲食指南」，以扇形圖呈現每人每天應攝取食物的種類及份量的概念，而各類食物所提供營養素不盡相同，每一大類食物無法互相取代，可查詢衛福部國健署網頁。

國健署
每日飲食指南

而癌症病人在化學治療期間需要較高的熱量及蛋白質，建議應該增加豆蛋魚肉類和奶類的攝取；也要視個人狀況而調整各類食物的選擇和食用量，例如發生腹瀉情形時，應暫時減少奶類和高纖食物的份量（蔬菜、水果、全穀類或全麥製品），並採用低油的烹飪方式。

治療期間應「**少量多餐**」，隨時留意自己的身體反應，食物的烹調方式和飲食種類的選擇都以自己能接受為主，例如蒸蛋或炒蛋、吃自助餐或義大利麵、吃水果或喝果汁等，都可依當時的喜好而定。有時候改變食物的型態可以增加食慾和進食量，如吃整塊的排骨肉會覺得吞嚥不易，可以嘗試絞肉做的蒸肉餅或肉燥等。可嘗試新食物和新做法，所攝取的任何食物對於熱量、蛋白質的補充和體重的維持都會有所助益。治療期間若有飲食相關的問題，可詢問醫護人員或營養師，不要害怕發問，有任何不清楚的地方可以請他（她）們重複解釋。

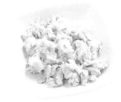

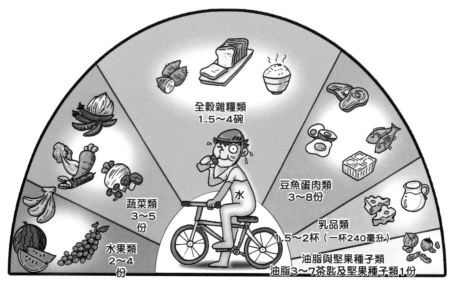

全穀雜糧類
1.5～4碗

豆魚蛋肉類
3～8份

乳品類
1.5～2杯（一杯240毫升）

油脂與堅果種子類
油脂3～7茶匙及堅果種子類1份

蔬菜類
3～5
份

水果類
2～4
份

水

大腸直腸癌病人每日飲食種類及份量的簡易指南。

各種症狀的飲食對策

化學治療所造成的副作用，常造成病人心理上的焦慮和影響進食；其實副作用發生的情況因人而異，會依個人使用化療藥物的種類、治療劑量的多寡和治療期間長短而不同，可以先請教醫師有什麼可能產生的相關副作用，但不要緊張焦慮，醫師會盡量將副作用控制在最低的情形。

化學治療期間並不是每一個人都會有嚴重的進食問題，以下列出的飲食問題處理方法，是當某一副作用發生時，讓大家有參考資料可依循來調整飲食內容，嘗試看看、讓病人各自找到適合自己的進食方法。（參考資料：衛生署臨床營養工作手冊）

食慾不振時的飲食調整

1. 「吃不下、沒食慾」常常是許多複合的原因所造成的結果，所以，**應先找出食慾不振的原因**（必要時與醫護人員討論），再針對它加以處理，才能有效改善進食的狀況。病人應充分了解，適當進食及維持營養的重要性，必須攝取足夠量的食物。

2. 烹煮食物之調味方式（如紅燒、油炒／油煎、加糖等），除非有其他慢性疾病需限制飲食內容（如糖尿病病人限制甜食、高血壓病人限制用鹽量等），應依照平日喜好的口味調理，**不用刻意清淡烹煮，以免減低食慾。**

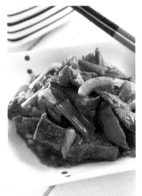

3. **在身體較舒適的時刻多進食**（如接受化療之前或兩次治療之間），必要時於用餐前使用止吐藥物，在用餐後使用控制症狀的藥物（如止瀉藥物等）。

4. **少量多餐**（每1～2小時可吃少量正餐或點心），訂下進食之時刻表，若感覺饑餓時，可隨時進食，三餐勿過飽。

烹調方式請依個人喜好。

5. **高營養濃度的食物或喜愛的食物應優先進食**。在此時可以稍微打破健康均衡的飲食原則，短期內先以增加進食量為優先。

6. **可於正餐時間吃固體食物，等點心時間再補充液體食物**，以避免過度飽脹感。

7. 請家人或朋友協助製備食物，也可選擇衛生、全熟的市售食品或外賣食物，以節省體力和時間。

8. **營造愉快的用餐環境**，也可與家人或朋友一起用餐，良好的用餐情緒可促進食慾。

9. **儘可能參與日常活動**，餐前飯後可稍做散步以促進腸胃蠕動。

10. **隨時預備高熱量、高蛋白的點心、飲料或醫療營養品**，以方便補充營養。

11. 若攝食不足，造成**體重嚴重減輕時**（如：減輕體重達平常體重的2%／周、5%／月、7.5%／3個月、10%／6個月），則應積極**採用管灌或靜脈營養補充。**

化學治療期間的營養照顧

* **點心的種類**，建議可選擇含有熱量（主食類、油脂類、水果類）和含有蛋白質（豆蛋魚肉、奶類）的複合食物，如：煎蛋三明治、蛋餅、綜合豆花、餛飩湯、紅豆牛奶湯、水果牛奶、肉絲冬粉湯…等。

味覺或嗅覺改變時的飲食調整

1. **烹調方式應多樣化**，儘量選擇或製備讓病人覺得較能接受的食物。

2. **搭配各種富含蛋白質的食物**，以增加蛋白質的補充；可利用辛香料（如蔥、薑、大蒜、洋蔥、九層塔、八角等）來去除魚肉類的腥味、苦澀味，或特殊香味食材（如番茄、芹菜、香菇、鳳梨、檸檬汁等）來提高食物風味。

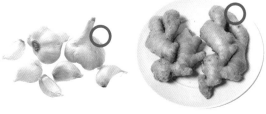

利用辛香料去除魚肉類的腥味

3. **其他注意事項：**

   ⑴ 將食物放冷至室溫再食用。

   ⑵ 避免令病人覺得難吃的食物，如苦味較強的食物（苦瓜、芥菜等）。

   ⑶ 檢查牙齒是否有問題，因為牙齒的問題常影響到進食時的味覺和嗅覺，可詢問醫師是否需要使用漱口藥水來清潔口腔。

* **參考菜單如：**紅燒肉、番茄洋蔥燉肉、蔥爆肉絲、鳳梨糖醋肉片、三杯雞、日式咖哩雞、香菇雞湯等。

口乾、黏膜發炎、口腔疼痛時的飲食調整

1. **改變食物的選擇及調整製備方式：**

   ⑴ 選用質地柔軟或細碎的食物，如絞肉、魚肉、豆腐、蒸蛋和稀飯、麵線等，以利咀嚼和吞嚥。

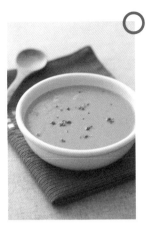

⑵ 將食物拌入湯汁或以勾芡方式烹調（如燴飯、濃湯等），有助於咀嚼和吞嚥。

⑶ 做成較滑潤的型態（如果凍、肉泥凍、布丁），來幫助咀嚼和吞嚥。

2. **少量多餐**，每1～2小時可吃少量軟質點心或流質食物，且多補充水分。

3. **應避免粗糙生硬的食物**（如炸雞塊、五穀飯等），少吃刺激性食物（如酸味強、太甜、太鹹、辣味的食物或含酒精的飲料）。

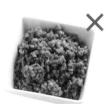

4. **進食時應細嚼慢嚥**，食物和飲料以室溫為宜。

5. 可詢問醫師，**必要時於使用緩和症狀的藥物**（如止痛藥、有麻醉性的漱口藥水或人工唾液等）。

6. **其他注意事項：**

⑴ 注意口腔清潔衛生，去除食物殘渣及細菌，可減少傷口感染。

⑵ 避免體重減輕，進食高熱量、高蛋白質食物或補充醫療營養品，有利傷口癒合。喝肉湯時（如雞湯、魚湯、排骨湯、牛肉湯），也要將肉剝絲、咬細後一併吃下，才能充分補充蛋白質。

⑶ 若嚴重口腔潰瘍，甚至有吞嚥困難和進食量嚴重不足的情況，則需考慮管灌飲食。

> * **參考菜單**如：清蒸鱈魚、蝦仁豆腐、 仔魚蛋花羹、豆腐味噌湯、絞肉蒸蛋、蚵仔麵線、雞茸蛋花粥、南瓜／洋芋絞肉濃湯、水果牛奶等。

噁心、嘔吐時的飲食調整

1. 若情況嚴重，可詢問醫師是否**使用止吐藥物**。

2. **若嘔吐情況嚴重**，暫勿進用任何食物或飲水至嘔吐症狀改善為止。**嘔吐症狀緩和後**，可嘗試少量飲水和清流質食物，再依耐受度漸漸加量，然後再進展至少量全流質食物，接著調整飲食內容為軟質食物或普通食物。

3. **當身體反應類似「懷孕害喜」的不適感**，應暫時避免接觸造成病人出現噁心症狀的食物和環境。

⑴ 避免太甜的食物，如糖果、西點或蛋糕。

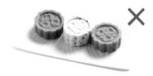

⑵ 避免太油膩、油炸、含濃烈辛香料或辣味之食物。

⑶ 吃正餐時，勿喝大量液體，以免因飽脹感造成噁心。

⑷ 避免在通風不良、較高溫或有油煙味的空間進食。

⑸ 若治療會引起噁心感，在治療前1～2小時內勿進食。

4. **選擇病人覺得較可口的食物、較舒適的用餐方法和環境。**

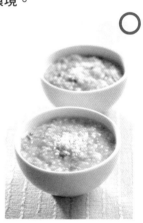

⑴ 嘗試選擇味道較清淡、單純的食物，如：稀飯、吐司、蘇打餅乾、麥片、海綿蛋糕、水果等。

⑵ 吃接近室溫或冰涼的食物，如：布丁、豆花、果汁、冷蕎麥麵、熟食壽司等，因熱食較易引起噁心感。

⑶ 少量多餐（每日6～8餐），並放慢進食速度，用餐前後宜漱口。

⑷ 選擇質地柔軟、容易咀嚼吞嚥的食物及舒適的用餐環境。

⑸ 當有噁心感出現時，可以嘗試新的食物或其他的烹調方式。

⑹ 餐後可以適度活動，如：散步。

⑺ 衣著宜寬鬆舒適。

白血球減少時的飲食調整

1. 注意**食品衛生安全**很重要，製備食物前後及用餐前，需以肥皂和清水充分洗淨雙手。

2. 選購**品質新鮮、包裝完整或標示清楚的食品**。

3. **只吃煮熟的食物**，避免生食或烹煮不完全的食物，水果需先去皮、削皮後再食用。應避免食用生菜沙拉、櫻桃、小番茄、未全熟牛排、生魚片、溫泉蛋、蜂蜜等。

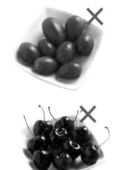

4. **熟食、生食分開處理**，應避免交叉汙染。

　⑴ 在廚房裏準備「兩套」刀具和砧板，分開處理生、熟食，且使用過後的刀具及砧板需徹底洗淨與消毒。

　⑵ 絕對不可把煮熟的食物放在裝過生肉類或生海鮮，且尚未洗乾淨的容器或碗盤裡。

　⑶ 使用微波爐烹調食物時，食用前需確定食品中沒有加熱溫度不足的部分。建議可將食物加蓋以充分加熱，過程中多次攪拌食物以達均勻烹調之最佳效果。

5. **烹煮好之食物應儘速食用**，勿在室溫下放置過久；熱食保存溫度應維持在60℃以上，冷食保存溫度應於4℃以下，且食物應加蓋或包裝以避免被污染。

6. **用餐剩餘的食物應先將它加蓋或包裝**，並於1小時內放入冷藏庫，冷藏溫度應在7℃以下；在下一餐食用前需充分加熱處理，並於24小時內吃完。

7. 烹煮好的食物如需冷凍儲存，應先將食物分裝、加蓋或包裝，**冷凍溫度應在－18℃以下**。

8. **飲用煮沸過的水**，避免生水及礦泉水。

9. 與親友一起聚餐時，**建議應使用公筷母匙或先將個人食用份量夾出來**，可減少經由唾液傳染的疾病。

10. **攝取足夠的營養**，避免體重減輕，隨時預備高熱量、高蛋白的點心、飲料或醫療營養品。

貧血時的飲食調整

1. 若有出血的情況，可與醫師討論先對症處理。

2. **攝取足夠的營養**，避免體重減輕，仍應維持高熱量、高蛋白的飲食。

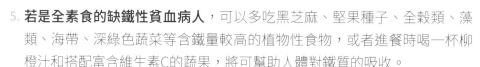

3. **多選用牡蠣、貝類、紅肉**（如：牛肉、豬肉、羊肉）、**內臟類**（如：豬肝、雞肝、豬腰）和**全蛋**以補充鐵質、維生素B_{12}和蛋白質等，有助改善貧血狀況。因動物性食物所含的鐵質（血紅素鐵），吸收率比植物性食物所含的鐵質（非血紅素鐵）好3倍以上，且容易吃到較高含鐵量，故補血效果較佳。

4. **若是缺鐵性貧血**，飯後吃些富含維生素C的去皮水果（如：柑橘類、奇異果、木瓜、芒果等），有助於該餐鐵質的吸收；另因茶和咖啡含有單寧酸，會減少鐵質吸收，建議應於餐前或飯後1～2小時飲用。

5. **若是全素食的缺鐵性貧血病人**，可以多吃黑芝麻、堅果種子、全穀類、藻類、海帶、深綠色蔬菜等含鐵量較高的植物性食物，或者進餐時喝一杯柳橙汁和搭配富含維生素C的蔬果，將可幫助人體對鐵質的吸收。

全素食的缺鐵性貧血病人適合的食物

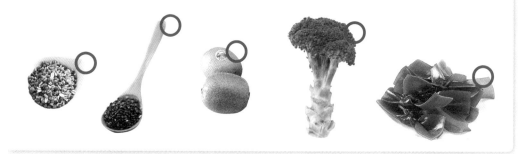

【腹瀉時的飲食調整】見術後飲食原則
【便秘時的飲食調整】見術後飲食原則

放射線治療時的營養照護

放射線治療依照射部位不同，對身體會造成不一樣的影響。大腸直腸癌病人，因照射部位在腹腔，在接受放射治療殺死癌細胞的同時，也會影響正常的腸道細胞，可能會發生腹瀉、腹脹、腹痛、消化不良、便秘、腸阻塞等的情形。若發生上述副作用，可依照前述之飲食調整原則，來減緩不適症狀。

若還有不清楚的部分或其他疑問，可至治療的醫院請教醫護人員或營養師。

營養品的選擇原則

　　癌症病人在治療過程和恢復期間常常會有「營養補充夠不夠？」「是不是要買○○營養品才好呢？」這類問題。大家都知道營養不良會造成傷口癒合或血球恢復較慢、免疫功能低下、感染率增加、治療的耐受度較差等情況，所以養成健康均衡、高熱量高蛋白質的飲食習慣至治療結束是很重要的！

　　若一日三餐無法達到一天所需要的營養量，建議應先採取「少量多餐」的飲食方式，再視個別狀況決定是否需要使用「營養品」來補充熱量、蛋白質或其他營養素的不足。至於，要選用那一類的營養補充品，則須了解日常飲食內容中攝取不夠的是什麼，且補充時應先詳細閱讀其營養標示，以便了解食用後所得到熱量和營養素的種類、含量，才不會攝取過多，而造成健康上的負擔。

認識營養品

　　營養品的種類繁多，市售商品只要可以補充人體所需之營養素（包括：蛋白質、醣類、脂肪、礦物質、維生素等），皆可自稱營養食品；而大家口耳相傳或各種來源所拿到的營養食品，對於治療中的癌症病人並不見得適用，若隨便就嘗試，反而可能影響治療療程，對身體並無益處。

　　在臺灣，自 1999 年 8 月正式實施「健康食品管理法」後，「健康食品」即為法律名詞，必須通過中央主管機關許可認證，產品包裝上有衛生署核發之健康食品許可證字號的小綠人標章才可稱為「健康食品」，才能宣稱、標示或廣告具有保健功效，而目前衛生署已核定的保健功效有 13 項。

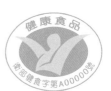

　　但法規第二條也指出：「本法所稱健康食品，係指提供特殊營養素或具有特定之保健功效，特別加以標示或廣告，而非以治療、矯正人類疾病為目的之食品」。**因此這些補充食品並不建議癌症病人在治療期間內**

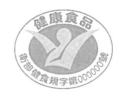

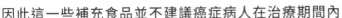

選用！相關資訊，請參考**衛福部食藥署審核通過之健康食品一覽表**（https://consumer.fda.gov.tw/Food/InfoHealthFood.aspx?nodeID=162）。

「均衡營養配方」補充品為基準

癌症病人在治療期間內若是進食總量不足、食慾不佳或準備補充食品不方便時，建議可選擇**「均衡營養配方」**的補充品，可以增加體力、改善營養狀況、維持體重及避免偏食造成的營養不均衡。這一類產品屬於「特定疾病配方食品」，需經衛福部食藥署查驗登記，品牌種類很多，包裝方式不同（如鐵罐流質、塑膠瓶流質或粉末沖泡），相關資訊請參考衛福部食藥署網頁特定疾病配方食品之品項（見下頁）（查詢類別為：營養均衡完整配方食品）。建議您挑選罐上有標示「衛福部核准之特殊營養食品」，且試喝過口味較能接受的品項。

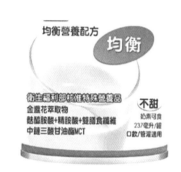

必要時選擇高蛋白補充品

若是豆、魚、肉、蛋、奶類吃的總量不夠（如素食者）、覺得肉味／魚腥味不佳、傷口癒合或血球恢復較慢時，建議可適量添加**「高蛋白補充品」**。

此類產品的品牌種類也相當多，多為**「粉末」**沖泡方式；在選擇這類營養品時建議先詢問過醫師、護理師或營養師後再適量食用，以達到補充蛋白質目的和避免過量。

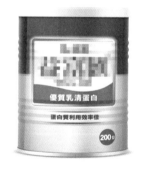

要提醒的是：應以均衡營養為基礎，熱量攝取要足夠（醣類、脂質等也很重要），蛋白質補充量要平均分配，這樣才能有效達到高蛋白補充品的良好利用率和健康效益。

營養品相關網站查詢

相關網站	網址	
衛福部食藥署：審核通過之健康食品資料查詢	https://consumer.fda.gov.tw/Food/InfoHealthFood.aspx?nodeID=162	
衛福部食藥署：特定疾病配方食品	https://consumer.fda.gov.tw/Food/SpecialFood.aspx?nodeID=163	

先諮詢‧後食用

　　「特定疾病配方食品」是提供給不同疾病、不同營養需求的病人食用的，例如：管灌飲食病人、慢性疾病病人（糖尿病、腎病等），建議應先諮詢醫護人員或營養師之後再依照個人需求選用。

　　營養品並無醫療效果，多吃對改善疾病病情並無幫助。

治療結束時的營養照護

文／詹文華（營養部・營養師）

　　癌症病人在接受一系列治療後，心中對於飲食仍有許多的疑慮，「該怎麼吃才不會復發？」是治療結束後追蹤期間，常常被提出的問題。

　　其實治療結束後，癌症病人的飲食就可恢復到與一般民眾相同的均衡營養、健康防癌飲食原則。

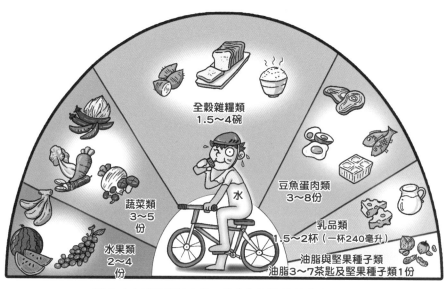

全穀雜糧類
1.5～4碗

豆魚蛋肉類
3～8份

乳品類
1.5～2杯（一杯240毫升）

油脂與堅果種子類
油脂3～7茶匙及堅果種子類1份

蔬菜類
3～5份

水果類
2～4份

水

癌症病人於治療結束後，請恢復到均衡營養飲食。

十二大飲食為原則

為了讓民眾了解均衡營養的健康飲食觀念，衛福部參考其他國家的飲食指標建議，並依據我國 2013～2016 年國民營養健康狀況變遷調查結果，於 2018 年 3 月公布了最新版的「每日飲食指南」和「國民飲食指標」。

新版「每日飲食指南」呈扇形圖，其中提供了每人每天應攝取食物的種類及份量的概念，它強調六大食物類別——全穀雜糧類、豆魚蛋肉類、乳品類、蔬菜類、水果類、油脂與堅果種子類，也建議適當均衡的攝取各類食物、勤運動、多喝水等健康重要概念。

因此，**建議治療結束後的大腸直腸癌病人，應參考新版「每日飲食指南」和「國民飲食指標」之內容**，再依個別情況適量食用各類食物，以避免脹氣、腹瀉（或排便次數過多）、腹痛不適等情況。

十二大飲食原則（參考資料：衛福部國健署新版「國民飲食指標」）

1. 飲食應依「每日飲食指南」的食物分類與建議份量，適當選擇搭配。特別注意應吃到足夠量的蔬菜、水果、全穀、豆類、堅果種子及乳製品。
2. 了解自己的健康體重和熱量需求，適量飲食，以維持體重在正常範圍內。
3. 維持多活動的生活習慣，每週累積至少 150 分鐘中等費力身體活動，或是 75 分鐘的費力身體活動。
4. 以母乳哺餵嬰兒至少 6 個月，其後並給予充分的副食品。
5. 三餐主食應以全穀雜糧為主食。
6. 多蔬食少紅肉，多粗食少精製。
7. 飲食多樣化，選擇當季在地食材。
8. 購買食物或點餐時注意份量，避免吃太多或浪費食物。
9. 盡量少吃油炸和其他高脂高糖食物，避免含糖飲料。
10. 口味清淡、不吃太鹹、少吃醃漬品、沾醬酌量。
11. 若飲酒，男性不宜超過 2 杯／日（每杯酒精 10 公克），女性不宜超過 1 杯／日。但孕期絕不可飲酒。
12. 選擇來源標示清楚，且衛生安全的食物。

治療結束後飲食與生活型態建議

美國癌症學會（ACS, American Cancer Society）於 2020 年更新預防癌症的飲食和生活型態之建議：

1. **終生維持健康的體重，避免肥胖**

   - 將體重維持在健康範圍內，避免成年後體重增加。

2. **要有積極的體能活動**

   - **成人**：每週應進行 150～300分鐘的中度運動或75～150分鐘的重度運動（或同等強度的體力活動組合）；若達到或超過 300 分鐘的上限是最佳的。

   - **兒童和青少年**：每天至少1小時的中度至重度運動。

   - 限制久坐行為，例如坐著、躺著、看電視和其他形式的螢幕娛樂。

3. **各個年齡層都遵循健康的飲食習慣**

   - 健康的飲食習慣包括：

     ◆ 選擇營養素含量豐富的各類食物，有助於達到和維持健康的體重；

     ◆ 各種蔬菜，包含深綠色、紅色、橘色蔬菜和富含纖維的豆類（如豌豆）等；

     ◆ 多樣水果，尤其是各種顏色的整顆水果；

     ◆ 全穀類食物。

   - 健康的飲食習慣應限制或不包括：

     ◆ 紅肉和加工肉類；

     ◆ 含糖飲料；

     ◆ 高度加工食品和精緻穀物製品。

4. **最好不要喝酒**

   - 若飲酒，應限制飲酒量；女性每天不超過 1 杯（每杯酒精 10 公克），男性每天不超過 2 杯。

以上這些飲食原則，也適用於治療結束後的癌症病人，但相關的實證數據和研究報告較少。

另世界癌症研究基金會（World Cancer Research Fund International, WCRF）依據最新的資料證據，於 2017 年提出關於「飲食、營養、身體活動與大腸直腸癌的關係」之建議：

具有**強烈證據**的項目為：

● 身體活動會降低大腸癌的風險

● 攝取全穀物會降低大腸直腸癌的風險

● 食用含有膳食纖維的食物會降低大腸直腸癌的風險

● 攝取乳製品會降低大腸直腸癌的風險

● 服用鈣補充劑會降低大腸直腸癌的風險

● 攝取紅肉會增加大腸直腸癌的風險

● 食用加工肉品會增加大腸直腸癌的風險

● 飲用含酒精飲料會增加大腸直腸癌的風險

● 體重超重或肥胖會增加大腸直腸癌的風險

● 成年後身材高大會增加患大腸直腸癌的風險

具有一**些證據**的是：

● 食用含有維生素C的食物可能會降低患大腸癌的風險

● 食用魚類可能會降低大腸直腸癌的風險

● 維生素D可能會降低大腸直腸癌的風險

● 服用綜合維生素補充劑可能會降低大腸直腸癌的風險

● 少吃非澱粉蔬菜類可能會增加結直腸癌的風險

● 少吃水果可能會增加大腸直腸癌的風險

● 食用含有血紅素鐵的食物可能會增加大腸直腸癌的風險

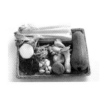

○
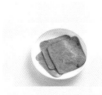
×
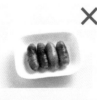
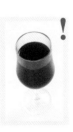

飲食、營養、身體活動與大腸直腸癌的關係

	降低危險性	增加危險性
強烈證據	<ul><li>身體活動</li><li>攝取全穀物</li><li>食用含有膳食纖維的食物會</li><li>攝取乳製品</li><li>服用鈣補充劑</li></ul>	<ul><li>攝取紅肉</li><li>食用加工肉品</li><li>飲用含酒精飲料</li><li>體重超重或肥胖</li><li>成年後身材高大</li></ul>
可能證據	<ul><li>食用含有維生素C的食物</li><li>食用魚類</li><li>補充維生素D</li><li>服用綜合維生素補充劑</li></ul>	<ul><li>少吃非澱粉蔬菜類</li><li>少吃水果</li><li>食用含有血紅素鐵的食物</li></ul>

Part 7　腸造口（人工肛門）的照護

文／盧怜君（專科護理師）‧李幸紋（傷口造口護理師）

認識腸造口

由於人工造口不像肛門一樣有括約肌，接近出口之腸道與直腸的神經功能也不同，所以，糞便排出前，病人可能沒有便意，且無法控制排便，隨著排便狀態的改變，生活型態勢必也須有所調整。

手術前的心理準備

當病人知道自己得了癌症時，已是晴天霹靂，若再聽到「要在肚子上開個口，讓糞便從這個洞排出來」，必然更難以接受這些事實。但是基於治療疾病、挽回性命，或是避免讓健康狀況變得更糟等各種目標，接受腸造口手術會是個值得，而且必須面對的決定。

腸造口手術會對身體的外觀造成改變，如要將「它」的存在及其所造成的不方便減低到最小程度，最重要的是，先努力接受這是一個幫助自己繼續延續生命及改善健康狀態的必要處置，具備了此種正向想法後才能理智地處理問題，也才有助於更進一步了解基本的造口護理知識，學會如何妥善地照顧腸造口。

對腸造口照顧愈瞭解，就愈能協助自己接受身體的改變，找到與造口共存的生活模式，才能創造新的健康人生。

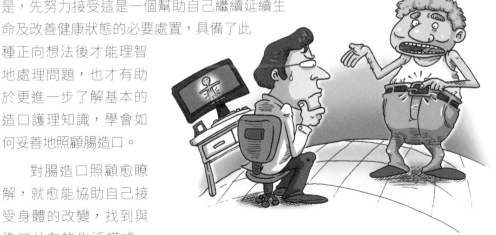

病人於手術前要告知醫師平常的穿著習慣

手術前應與醫師討論的事宜

由於腸造口的出口會位於肚子上，因此若過於接近肋骨邊緣，肚子下凹處，或平時褲子束緊處，均會影響造口便袋的貼附，所以，建議病人於手術前告知醫師自己平常穿著的習慣，譬如：褲子繫腰帶的位置、或是女生穿著裙子時腰部緊束的地方等，以利腸造口出口位置的決定，或於術前由醫師或受相關訓練的專業護理人員評估不同姿位的腹壁形態，考量個人工作習性、生活習慣等而定位出理想造口位置。

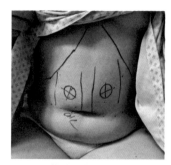

術前造口定位

為什麼需要接受腸造口手術

需要接受腸造口手術的原因可能因人而異，發生在大腸直腸癌病人常見的原因如下：

1. 大腸或直腸已因腫瘤或是其他原因發生阻塞的情形。
2. 為保護大腸或直腸上的手術吻合傷口，避免在吻合處完全癒合前，有糞便經過。
3. 手術後大腸或直腸上的吻合傷口癒合不良，而必須暫時先將糞便分流。
4. 腫瘤侵犯到肛門括約肌，在考量疾病完整治療的前提下，手術切除腫瘤後肛門無法保留，需設置「永久性人工肛門」。
5. 因腫瘤或其他因素造成腹腔內的器官與腸道相通，為避免因糞便污染造成的持續性感染，所以暫時先將糞便分流。

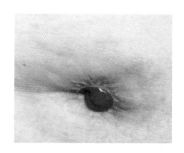

腸造口的種類

腸造口，俗稱「**人工肛門**」(或稱為**人工腸造廔**)，是利用手術方式，將排便的出口由肛門改成在腹壁上的人工出口。正常的腸造口，其黏膜應如口腔黏膜般粉紅濕潤，帶有皺摺。

1. 暫時性腸造口

當接受腸造口手術的原因解除後，可經由手術將腸造口關閉，恢復由肛門排便，則為暫時性腸造口。用來製作此類腸造口的腸道，一般為末端迴腸或是橫結腸，設置的時間與所在位置會依病情需要而有所不同。

2. 永久性腸造口

此種造口通常是因為腫瘤侵犯肛門括約肌，手術後無法保留肛門，所做的腸造口，多位在腹壁的左下側。用來製作此類腸造口的腸道，一般為乙狀結腸（特殊情形下偶爾為遠端降結腸），大部分的病人在經過專業人員的指導訓練之後，可利用腸造口灌洗來控制每天排便的時間，一旦養成定時排便的習慣後，就可以不必於肚子上黏貼造口便袋，對病人的日常生活起居來說，可以增加許多的便利性。

依腸道部位區分

1. 迴腸造口

即小腸造口，多半是由迴腸末端形成，位於腹壁的右下方。

2. 結腸造口

由結腸所形成，最常見為橫結腸造口及乙狀結腸造口，橫結腸造口多半位於腹壁右上方（特殊情形下也可能在上腹正中間或腹壁左上方），而乙狀結腸造口則位於腹壁左下方。

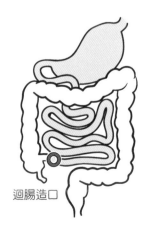

迴腸造口

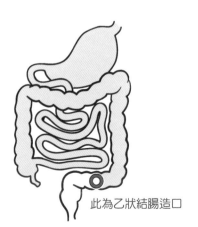

此為乙狀結腸造口

依造口形態及手術方式區分

1. 環狀造口

　　手術時未將腸道切斷，經由腸道側面的開口縫於腹壁上，腸造口上會有「兩個」開口端，一個出口會排出糞便，另一個出口則連通到肛門，雖然沒有糞便，但是偶爾仍然會有腸道分泌物排出。迴腸造口、橫結腸造口及暫時性腸造口，多半為此種形態的造口。接受此類造口成形術的病人，術後偶爾會有腸黏液或糞水從肛門排出，此為正常現象，無需擔心。

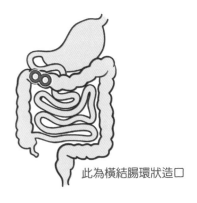

此為橫結腸環狀造口

2. 終端造口

　　手術時將腸道切斷，直接將糞便排出之腸道切斷面的開口縫於腹壁上，此類腸造口只有「一個」出口，用來排出糞便，為常見的永久性腸造口。

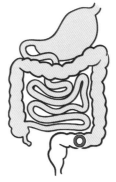

3. 雙筒造口

　　通常是腸道切斷後，將糞便排出之腸道切斷面的開口縫於腹壁上，近肛門之腸端的開口也縫於腹壁上，使肚子上同時有「二個」終端造口，一個會排出糞便，另一個通常僅排出腸道分泌物。

　　此類造口通常於特殊情形下施行，計畫性的手術很少這樣做。

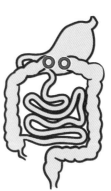

手術方法

以橫結腸環狀造口為例

　　首先在病人與醫師或受相關訓練的專業護理人員共同選定之位置的皮膚上（通常位於右上腹）切開一個約 3～5 公分直徑的切口，然後去除皮膚下面的脂肪，切開腹直肌的肌膜，分開腹直肌，切開腹直肌後鞘膜與腹膜，此過程須避免傷害腹壁及腹膜上的血管，找到橫結腸後，縱向切開大腸，將腸壁及腹壁相對縫合。

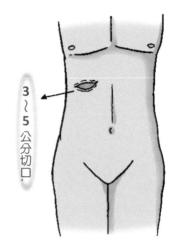

3 ～ 5 公分切口

腸造口的特性

1. 腸造口並沒有類似正常直腸的感覺神經，所以當糞便到達腸造口時，並不會有想上廁所的感覺。此外，由於沒有肛門括約肌，所以有糞便要排出時，無法憋住糞便，糞便會直接排出。

2. 排出的糞便會依不同腸道部位而有不同的形態。

3. 因水分的吸收主要依靠大腸，所以，迴腸造口的糞便會因大量的水分尚未被吸收而呈現水便狀態，其中包含各種小腸內的消化液及電解質，除了對皮膚的刺激性較強之外，若大量排出時，容易造成電解質的不平衡，進而影響病人的體力；此外，由於人體不消化纖維，常可見到完整的菜葉由迴腸造口排出，此現象並非表示消化不良，只是因為排泄物尚未進入大腸形成一般常見的糞便。

4. 結腸造口會因距離肛門的遠近而形成不同狀態的糞便包括，糊狀、團狀或條狀；愈接近肛門的腸造口，其糞便愈接近條狀，而離肛門愈遠，其糞便愈接近糊狀。一般而言，**橫結腸造口的排泄物多半呈團狀，而乙狀結腸造口的排泄物則成條狀。**

5. 腸造口黏膜無感覺神經，即使發生潰瘍或出血也不會感到疼痛，所以，如有疼痛的感覺，多與造口旁皮膚異常有關。

更換造口貼袋的步驟與注意事項

由於人工造口不像肛門一樣有括約肌，不能有意識的調節排便情況，因此糞便會慢慢地流出來，為了防止糞便外漏，必須要使用造口袋接住；因此，使用一段時間後就需清除造口袋的糞便，當糞便累積約 1/3 或 1/2，即可將造口袋取下清洗。

操作造口貼袋前，**最重要的是先準備好所有需要的用物**，避免因用物不齊全，造成過程不流暢或手忙腳亂。一般會建議病人或家屬將常用的用具收集在一起，放在一個箱子或袋子，以方便隨時取用。

造口底座大小應依病人腸造口的最大直徑來選擇，例如病人的腸造口約 3×2 公分，其所使用造口之底座的剪裁範圍需可容納病人腸造口的最大直徑，所以底座可剪裁的直徑至少需為 3 公分。剪裁完成後，再配合同口徑的造口袋即可。由於不同廠牌的底座大小及可配合的造口袋多半不相合，因此**建議避免混合不同廠牌的用具使用。**

更換時機

造口底座約 **5~7 天更換一次**，需依據個人需求或視造口狀況而縮短更換時間。

準備用物

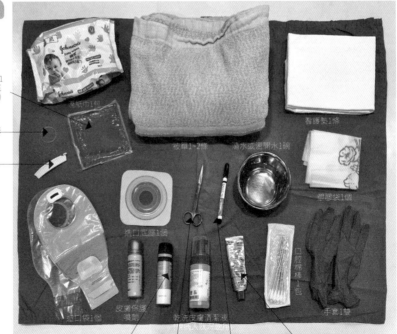

透明塑膠片1個(視造口底座形式使用)

橡皮筋1條(視造口袋形式使用)

造口袋夾一個(視造口袋形式使用)

濕紙巾1包

板模1~2條　清水或溫開水1碗

看護墊1條

塑膠袋1個

造口底座1個

造口袋1個　皮膚保護噴劑

乾洗皮膚清潔液(病人狀況使用)

口腔棉棒1包

手套1雙

脫膠噴霧(視病人狀況使用)　剪刀1把(視造口底座形式使用)　油性筆1支(視造口底座形式使用)　造口膠1條(視造口狀況使用)

更換步驟

● **階段一**

1 準備乾淨的造口袋，將乾淨的造口袋下端魔術氈黏緊，若為無魔術氈的造口袋需使用橡皮筋或造口袋夾，將造口袋下端夾住。

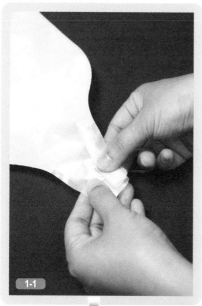

1-1

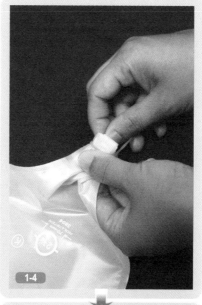

1-4

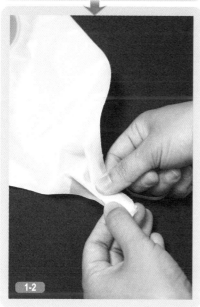

1-2

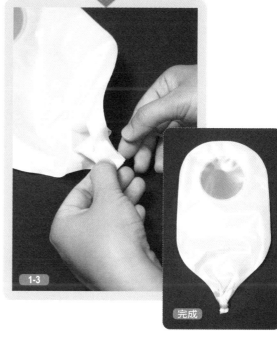

1-3

完成

更換造口貼袋的步驟與注意事項

229

● 有魔術氈的造口袋

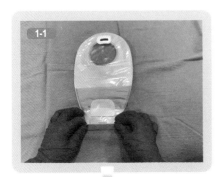

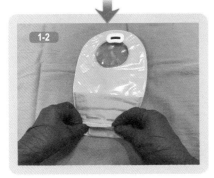

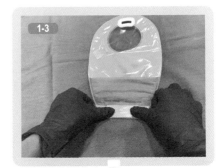

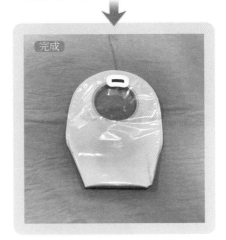

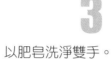 將各項用物依更換步驟的順序，放於容易拿取的地方。

3 以肥皂洗淨雙手。

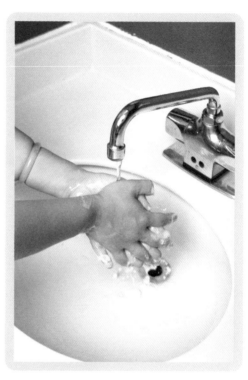

4

戴上手套。

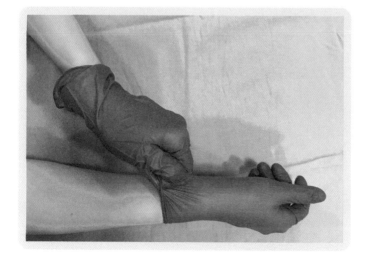

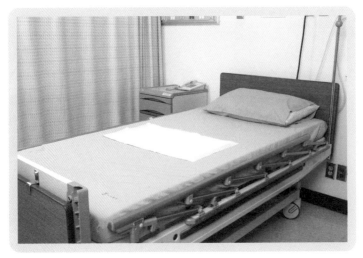

5

將看護墊鋪
放於床上。

6

以病人舒適為原則，儘量讓病人平
躺，蓋上被單，露出造口部位。

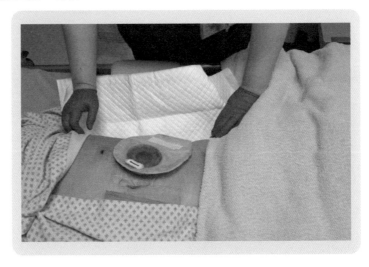

• 階段二

7 一手壓住造口底座旁的皮膚，另一手將底座外圈膠帶，由四周向中央輕輕撕離皮膚，亦可使用脫膠噴霧協助移除底座。

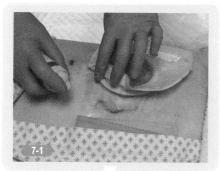

7-1

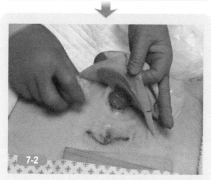

7-2

8 取下造口底座。

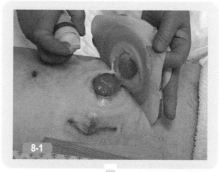

8-1

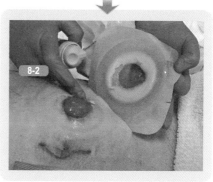

8-2

9 以濕紙巾或乾洗皮膚清潔液清潔腸造口黏膜及造口周圍的皮膚，直至皮膚清潔為止並晾乾。若病人術後已可以洗澡時，於取下造口底座後，可直接採淋浴方式及中性肥皂（或中性沐浴乳），清洗皮膚。

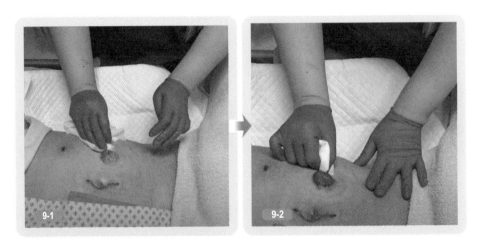

● **可塑形造口底座操作方式**

10 若為可塑形底座，依照腸造口大小由內向外以推壓方式塑形。

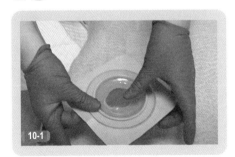

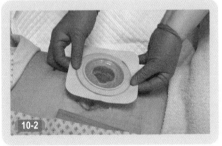

將透明塑膠片放於腸造口上，以油性筆描出造口形狀。

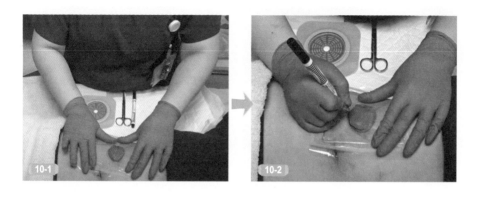

取剪刀，沿透明塑膠片上的標線修剪。

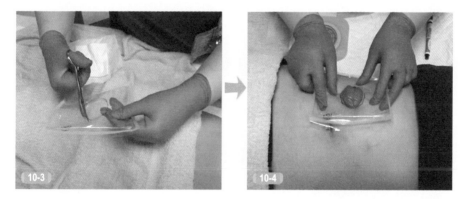

依透明塑膠片的模型，於造口底座上標示洞口大小。

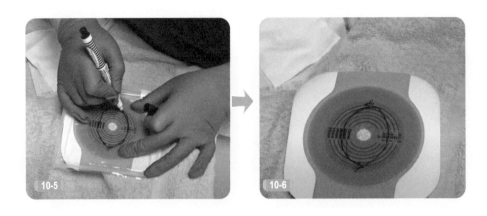

10-5

10-6

修剪造口底座洞口。
修剪底座需比腸造口大約0.2～0.3公分。

推揉造口底座洞口不平整處，直到平整。

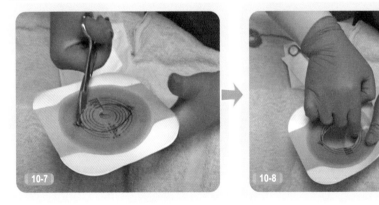

10-7

10-8

11 撕除造口底座背面透明膠膜
或紙膠

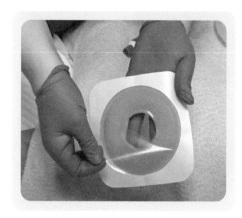

12 將適量的造口膠擠在造口底
座裁剪洞口邊緣。

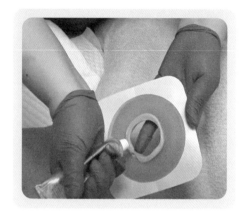

13 利用沾水的口腔棉棒使造口膠
靠攏造口底座開口,並等待30
秒讓含酒精造口膠揮發。

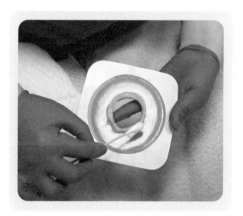

14 視狀況使用適量皮膚保護噴
劑,並待乾燥,可觸摸皮膚
確認是否已呈現乾燥狀態。

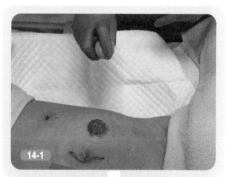

14-1

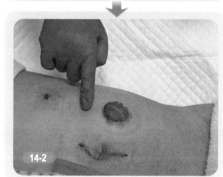

14-2

15 將造口底座對準腸造口後，將底座貼於皮膚上。

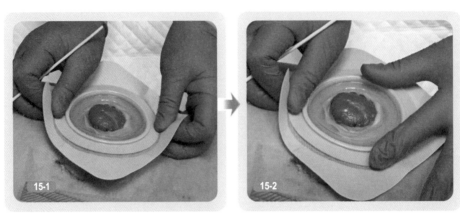

15-1   15-2

16 使用沾水的口腔棉棒輕壓扣環之內圈及周圍，使造口底座能緊貼在皮膚上，依順時鐘方向撕下底座外圈的膠帶，使造口底座平貼於皮膚上。

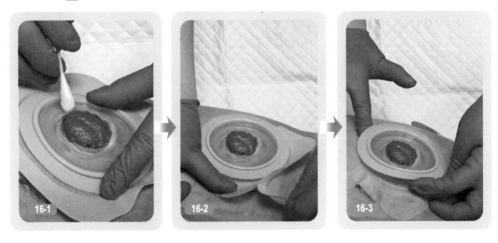

16-1   16-2   16-3

17

將雙手食指與中指伸至浮動環下方，造口袋上的扣環與造口底座上的扣環對正，由下往上或由上往下逐漸扣緊。

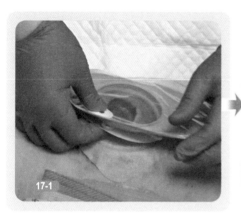

17-1

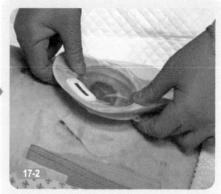

17-2

18

確認造口袋已扣緊無縫隙，以免因造口袋脫落導致糞便滲出。

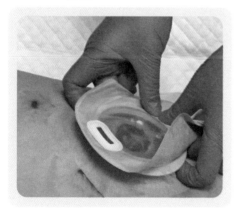

19

平躺20～30分鐘，利用體溫使人造口皮與皮膚粘貼更密合，不易滲漏。

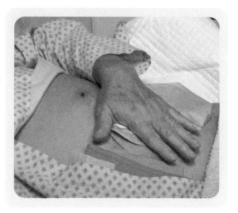

1. **確認造口旁皮膚已完全乾淨及乾燥**，並避免**腸造口**及**造口膠**有間隙，為預防造口旁皮膚異常相當重要的一個過程。貼附造口底座前，皮膚若未維持乾淨及乾燥，容易因浸潤而造成破皮或起紅疹，而腸造口及造口膠若有間隙，則容易使糞便滲入，亦會造成破皮或起紅疹。皮膚破皮及起紅疹除了會造成疼痛及搔癢外，甚至因此無法固定底座，造成更嚴重的皮膚損傷。

2. 裁剪造口底座需比腸造口大約0.2～0.3公分，**造口底座洞口務必處理到平整**，以免磨損腸造口的黏膜。

3. 完成底座更換後，**讓病人平躺30分鐘**，其目的為增加底座及皮膚的黏附性，減少因活動產生底座及皮膚的間隙。

4. **相臨的雙筒造口**可比照環狀造口的造口袋更換步驟；**不相臨的雙筒造口**則於近端糞便出口的腸道貼附造口袋；而**遠端腸道**視腸黏液或糞水排出的情形，覆蓋紗布、造口帽或黏貼迷你造口袋。

造口帽

腸造口灌洗的步驟與注意事項

　　腸造口灌洗**僅適用於會形成條狀糞便的腸造口**，如降結腸或乙狀結腸造口。其目的在於養成定期排便的習慣，使糞便在病人希望的時間點排出。當病人腹瀉或身體狀況不佳（如虛弱或病情有變化）時，請避免灌腸。

灌洗時機

　　建議選擇固定的時間來執行腸造口的灌洗，每日最佳的時段為**睡醒**時或**睡前一小時**，或依個人排便習慣訂定時間。

準備用物

　　執行腸造口灌洗前，最重要的仍是準備好所有需要的用物，避免因用物不齊全，造成過程不流暢或手忙腳亂。由於腸造口灌洗的**總執行時間約 30 ～ 40分鐘**，冬天時，請務必注意保暖，最好能配合使用暖氣，避免著涼。

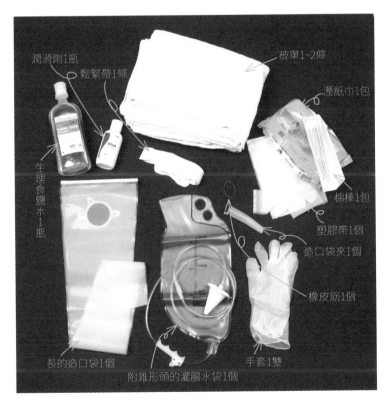

潤滑劑1瓶
鬆緊帶1條
被單1~2條
溼紙巾1包
生理食鹽水1瓶
棉棒1包
塑膠帶1個
造口袋夾1個
橡皮筋1個
長的造口袋1個
附錐形頭的灌腸水袋1個
手套1雙

1 將各項用物依更換步驟的順序，放於容易拿取的地方。

2 以肥皂洗淨雙手。

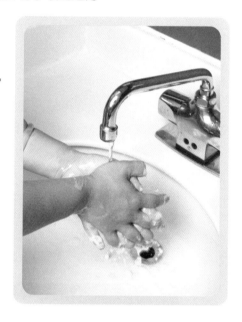

3 以病人舒適為原則，請病人坐於馬桶上，露出造口的部位。

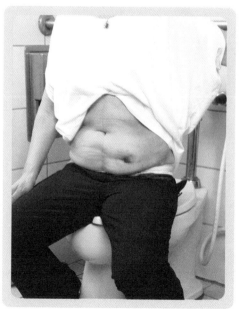

4 將灌腸水袋高度置於離病人造口約60公分高。

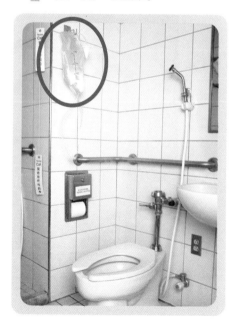

5 以鬆緊帶固定長的造口袋（若為術後尚未對腸道灌腸訓練成功的病人，請將長的造口袋扣緊底座扣環）。

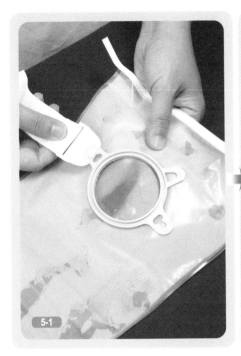

5-1

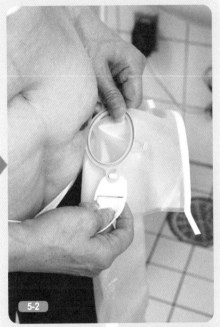

5-2

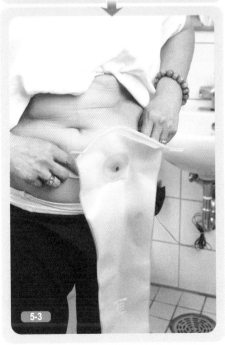

5-3

6 將長的造口袋下端沿造口夾摺起，再扣起造口夾；或將長的造口袋下端直
接置於馬桶內。

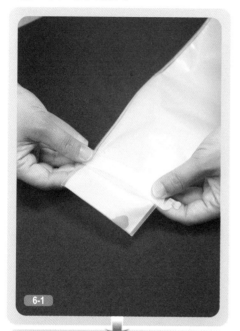

6-1

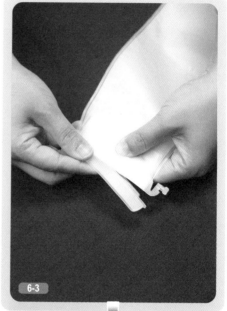

6-3

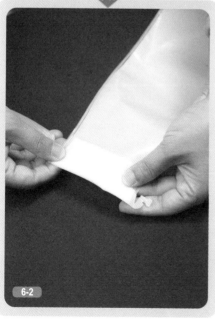

6-2

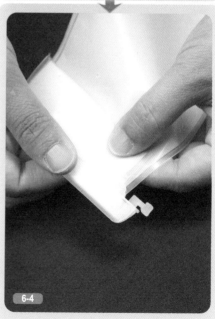

6-4

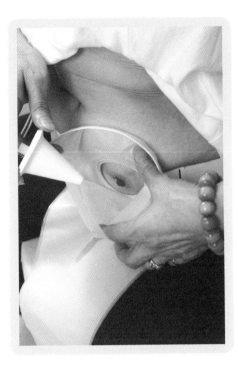

7 打開長的造口袋上端。

8 以潤滑劑潤滑灌腸水袋上附上錐形頭。

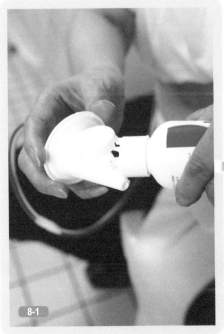

8-1

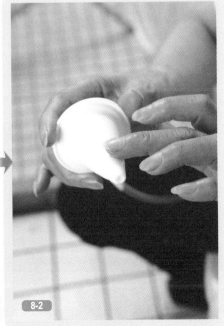

8-2

9

輕輕將錐形頭朝確認
方向伸入腸造口，深
度約2～3公分。

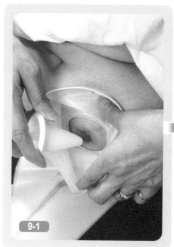

9-1

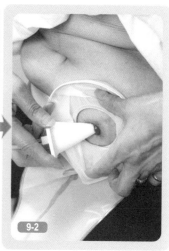

9-2

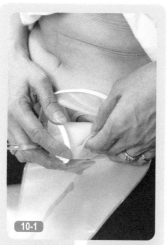

10-1

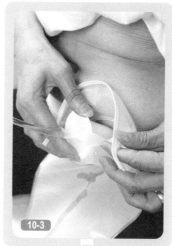

10-3

10

將長的造口袋上端
環繞錐形頭，並用
手指固定，避免異
物溢出。

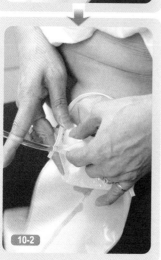

10-2

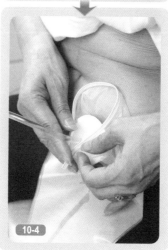

10-4

11 打開灌腸水袋的控制筏，確認溫水灌入腸造口。此時，須預防空氣流入腸道而引起腹脹。此外，若感到任何不舒服時，應暫時停止腸造口灌洗，建議伸直身體緩緩深呼吸，輕輕按摩腹部，待症狀消失後，重新調整灌腸水袋的高度或流速，再開始。

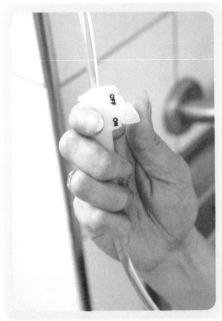 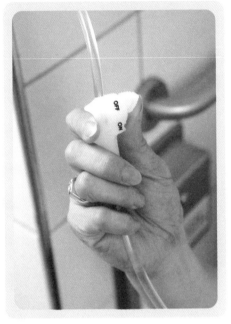

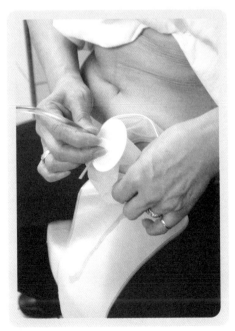

12

如溫水水面未移動，請輕輕調整錐形頭方向，以利溫水流入腸道，溫水流入的時間通常需5～10分鐘。

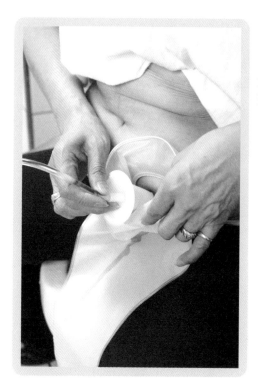

13

灌洗結束後，仍以手輕輕壓住錐形頭，使溫水不會馬上流出。

14

取下錐形頭。

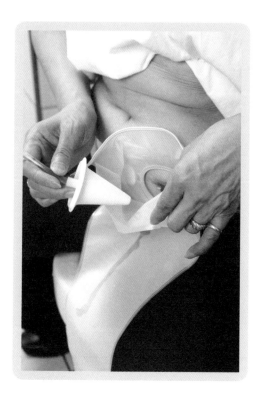

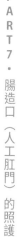

15

將長的造口袋上端捲起關閉。

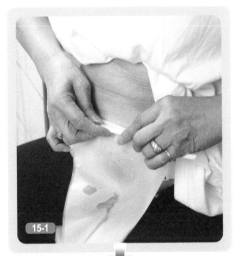

15-1

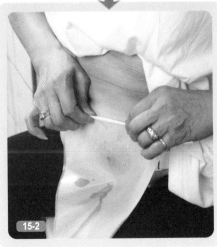

15-2

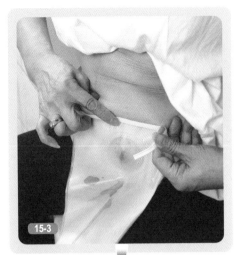

15-3

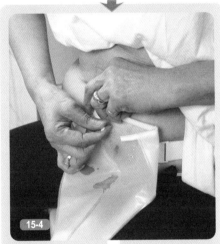

15-4

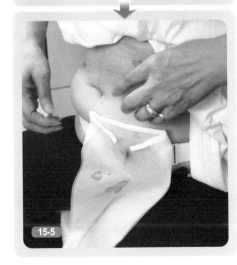

15-5

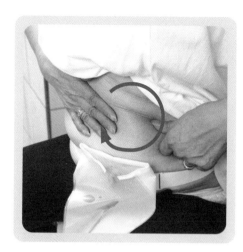

16

請病人由右向左，依順時鐘方向按摩腹部約40分鐘，直至糞便完全排出。

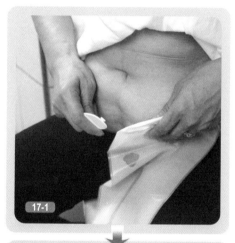
17-1

17

取下長的造口袋後，蓋上紗布，或換上清潔的造口袋。

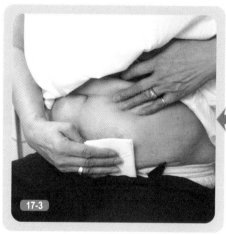
17-3

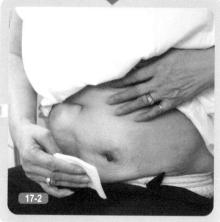
17-2

注意事項

1. **錐形頭伸入腸造口的動作務必輕柔**，請避免用力按壓錐形頭。

2. 灌腸後，**若有異常腹痛或皮膚紅腫的現象**，請儘速聯絡醫護人員。

與腸造口和平共存

　　人工肛門除了手術後，由於排泄方法和過去有所不同，日常生活並沒有特別的限制，話雖如此，但為了讓生活更加的自在，以下針對日後常遇見的問題提出相關實用資訊。

均衡飲食

　　基本上，接受腸造口手術的人並**沒有飲食禁忌**，除了因罹患高血壓、糖尿病等慢性疾病，需依特別指示飲食控制外，一般來說，只要維持均衡飲食就可以了。此外，**當嘗試某種新食物時，建議從少量開始**，若無不良反應，就可以慢慢將該食物的攝取量調整至正常的份量。但由於豆類易產氣，重口味調味料（如：辛辣）或食物（如：蔥、薑、蒜等）易加重糞便臭味，建議視個人情況調整食用。

改善便秘

　　便秘的原因很多，最常見的原因為水分及纖維攝取不足，因此，建議平日**應攝取足夠水分**，直至不覺乾渴或尿液的量和顏色正常為止，並且應該多吃蔬果，以增加纖維攝取量。此外，應重新確認有無服用止瀉劑，若正在服用止瀉劑，應與醫師商量是否停止藥物使用。

改善腹瀉

　　大腸直腸癌病人常因接受化學治療或放射線治療引起腹瀉，若有腹瀉情形，應補充足夠水分，以免脫水。此時飲食宜清淡，鹽分可略為增加，但避免煎、炸或油膩的食物。此外，若有其他身體的不適同時出現時，應立即告知醫師，以協助醫師確認有無其他因素（如：感染）造成腹瀉，並決定是否需服用止瀉劑。

輕鬆穿著

任何類型的服飾都可以穿，原則上只要不會壓迫腸造口即可。因此，建議可以穿著有鬆緊帶的褲子或裙子，避免緊身衣或束衣等。若需穿著剛好合身的衣物，建議可使用具活性碳出口的造口袋，以降低造口袋因排氣而鼓脹的情形。

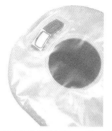

使用活性碳的造口袋，降低造口袋因排氣而鼓脹。

不宜坐浴

平日黏貼造口袋時，建議可直接淋浴，但需考量造口底座周邊黏貼材質，若為紙膠或不織布需予以適當遮蔽再淋浴，不宜坐浴。沐浴後，將造口袋擦拭乾燥則可，或更換新的造口袋。更換底座當日，則建議移除底座和造口袋，於淋浴時，請以中性沐浴乳或肥皂清潔造口周圍的皮膚，勿用蓮蓬頭沖洗腸造口。清洗完畢，並再將腸造口周圍的皮膚擦拭乾淨後，即可再次黏貼造口袋。若為永久性腸造口，經灌腸排便訓練成功後，則直接以乾淨紗布覆蓋即可。

皮膚照顧

當黏貼造口袋一段時間之後，部分病人會發生皮膚發紅或起紅疹的情形，其原因多半與皮膚清潔不完整、皮膚過敏或糞便浸潤有關。

所謂**皮膚清潔不完整**即是更換造口便袋時，未將皮膚清潔至完全乾淨，尚有黏膠或殘餘糞水，便重新黏貼造口便袋。為避免此情形，建議淋浴時，以中性沐浴乳或肥皂清潔造口周圍的皮膚，清洗完畢後，再將腸造口周圍擦拭乾淨，且黏貼造口袋前，請務必確認皮膚已清潔至乾燥。

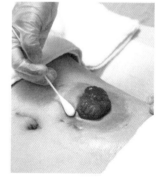

皮膚過敏時，請勿自行塗抹任何藥膏，因為有些油性藥膏易造成造口便袋貼附困難，進而造成糞便滲漏，而加重皮膚過敏。建議可與醫師或護理人員商量，採用皮膚保護噴劑或藥品，若仍無法改善，亦可考慮更換不同品牌的造口用品。

糞便浸潤多半與造口袋貼附異常有關，出院後若頻繁地發生糞便滲漏情形，建議與醫師或護理人員討論，由他們幫忙尋找出原因，以便即早處理。

溫和運動

接受腸造口手術後並不會影響一般日常的活動（如：步行、爬樓梯、爬坡、進食、沐浴或排尿等），但仍應避免會使腹壓增加的活動（彎身揀地上的東西、仰臥起坐、練啞鈴、舉重或提重物等），或是會與人碰撞的運動（如：拳擊或打球等）。若欲從事較劇烈運動時，建議繫上束腹帶以固定造口袋。

有永久性腸造口的病人經灌腸排便訓練成功者，若從事游泳活動時，可使用迷你造口袋覆蓋，泳衣則以一件連身式為佳。

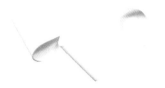

從事運動時建議繫上束腹帶以固定造口袋。

旅遊須知

旅遊前需準備足夠的造口用具，除了多帶一些備份外，應分開置放於托運行李及隨身行李中，以免行李遺失造成用具不足的窘境。造口用具應避免陽光曝曬、接觸高熱或低溫環境。此外，出發前，建議回診與醫師討論相關隨身藥品，以備不時之需。

重建親密關係

或許是因為生病，或許是因為心情不佳、心事重重，或許是因為不好意思談論，在臺灣多數的病人及其親密愛人被問及閨房之事時，常會以「我（們）不在乎」或「那不重要」一語帶過。建議病人和最親密的人正視自己的需求，也許牽手、擁抱就足以表達一切的情分，但若確實有需求時，仍應該讓對方了解，親密關係不需特別改變。若無特殊原因，建議術後三個月，則可開始行房。

行房前可先將腸造口袋內的糞便排空或換上迷你造口袋，也可使用不透明造口袋，或繫上束腹帶等方式，來降低造口袋所造成的影響。行房的姿勢，並無特殊禁忌，建議避免壓迫造口袋或磨擦腸造口則可。

行房前可以使用不透明造口袋。

與腸造口和平共存

253

施行直腸根除性手術或經腹部會陰切除手術之病人，可能發生術後勃起障礙，若有相關問題而需要協助時，可與醫師或護理人員討論，必要時，可轉診泌尿科予以藥物或手術處置。

其他注意事宜

若腸造口有持續出血、回縮、脫出、造口黏膜顏色改變或造口旁皮膚異常，應儘速回診或與醫師聯繫。

國內腸造口相關團體

病友團體

● 中華民國玫瑰之友（造口）關愛協會

會址：臺北市常德街 1 號 臺大醫院舊大樓外科部門診「造口傷口治療室」

電話：(02) 23123456 轉 67274

網址：http://schoetztang.com/rose.htm

● 中華民國大腸直腸癌關懷協會

會址：臺北市北投區石牌路二段 201 號

臺北榮民總醫院中正樓 11 樓 大腸直腸外科辦公室

電話：(02) 2875-7544 轉 113

網址：www.ccaroc.org.tw/

護理學會

● 台灣傷口造口及失禁護理學會

會址：台北市泉州街 55 號 1 樓

通訊地址：台北市北投區石牌路 2 段 201 號（台北榮總內外科門診）

電話：(02) 6610-8859

網址：www.twocna.org.tw

特別收錄

▓▓ 國內網站

1. https://www.hpa.gov.tw/Home/Index.aspx
（行政院衛生福利部‧國民健康署）

2. http://sars.nhri.org.tw/publish/list_new2can.php?indx=5
（國家衛生研究院‧大腸直腸癌診斷與治療之共識）

▓▓ 國外網站

1. https://www.mdanderson.org/patients-family/search-results.
v2.html?q=colon%20cancer#
（德州安德生癌症中心）

2. https://www.mskcc.org/cancer care/types/colon
（史龍‧凱特林癌症中心）

3. http://my.clevelandclinic.org/disorders/diseases/colon_
cancer/can_overview.aspx
（美國克立夫蘭醫學中心）

4. http://www.nccn.org/professionals/physician_gls/f_
guidelines.asp
（美國癌症中心聯盟）

5. http://www.cancer.gov/cancertopics/types/colon-and-rectal
（美國國家癌症研究院）

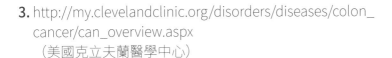
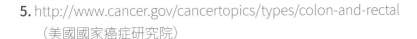

- https://www.hpa.gov.tw/Pages/Detailaspx?nodeid=129&p
id=14957
（行政院衛生福利部‧國民健康署）

Dr. Me健康系列 HD0201

全彩圖解
大腸直腸癌診治照護全書

作　　　者／和信治癌中心醫院‧大腸直腸癌治療團隊
總 策 劃／黃國埕
企畫選書／林小鈴‧楊雅馨
特編編輯／楊雅馨
主　　　編／潘玉女

行銷經理／王維君
業務經理／羅越華
總 編 輯／林小鈴
發 行 人／何飛鵬
出　　　版／原水文化
　　　　　　台北市南港區昆陽街16號4樓
　　　　　　電話：（02）2500-7008　傳真：（02）2502-7676
　　　　　　E-mail：H2O@cite.com.tw　FB：原水健康相談室
發　　　行／英屬蓋曼群島商家庭傳媒股份有限公司城邦分公司
　　　　　　台北市南港區昆陽街16號8樓
　　　　　　書虫客服服務專線：02-25007718；25007719
　　　　　　24小時傳真專線：02-25001990；25001991
　　　　　　服務時間：週一至週五上午09:30～12:00；下午13:30～17:00
　　　　　　讀者服務信箱：service@readingclub.com.tw
劃撥帳號／19863813；戶名：書虫股份有限公司
香港發行／城邦（香港）出版集團有限公司
　　　　　　香港九龍土瓜灣土瓜灣道86號順聯工業大廈6樓A室
　　　　　　電話：(852)2508-6231　傳真：(852)2578-9337
　　　　　　電郵：hkcite@biznetvigator.com
馬新發行／城邦（馬新）出版集團
　　　　　　41, Jalan Radin Anum, Bandar Baru Sri Petaling,
　　　　　　57000 Kuala Lumpur, Malaysia.
　　　　　　電話：(603) 90563833　傳真：(603) 90576622
　　　　　　電郵：services@cite.my

封面設計／劉麗雪
內頁設計／邱介惠
內頁插畫／盧宏烈‧柯天惠
攝　　　影／江建勳‧林宗億
協助拍攝／和信治癌中心醫院
製版印刷／科億資訊科技有限公司
初　　　版／2024年6月20日
定　　　價／550元

ISBN: 978-626-7268-91-9(平裝)

國家圖書館出版品預行編目(CIP)資料

全彩圖解大腸直腸癌診治照護全書 / 和信治癌中
心醫院.大腸直腸癌治療團隊著. -- 初版. -- 臺北市
: 原水文化出版 : 英屬蓋曼群島商家庭傳媒股份
有限公司城邦分公司發行, 2024.06
　　面；　公分. -- (Dr. Me健康系列；HD0201)
ISBN 978-626-7268-91-9(平裝)

1.CST: 大腸直腸癌

415.569　　　　　　　　　　　　　113006417